Hans Schwabe, Der lange Weg der Chirurgie

Hans Schwabe

Der lange Weg der Chirurgie

Vom Wundarzt und Bader zur Chirurgie

Mit 43 Abbildungen

Strom-Verlag Zürich

«Den einen pflegt Asklepios
mit milder Beschwörung,
den anderen mit erquicklichem Trank,
oder Kräuter rings um die
Glieder legend,
andere richtet er wieder auf
durch den Schnitt des Messers.»
                                    Pindar

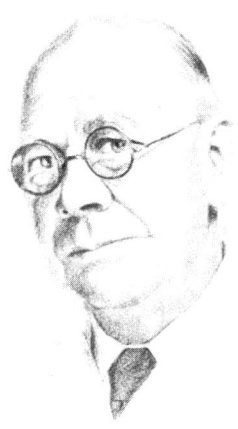

Meinem chirurgischen Lehrer

OTTO GOETZE
(1886–1955)

zu seinem 100. Geburtstag
am 25. 6. 1986 in Dankbarkeit
und Verehrung gewidmet.

Inhalt

Vorwort

Nach unseren heutigen Erkenntnissen hatte der Mensch der Bronzezeit eine nur sehr kurze Lebensspanne, er wurde im Durchschnitt nicht älter als etwa 28 bis 30 Jahre. Selbst in der Mitte des 19. Jahrhunderts lag das Durchschnittsalter noch bei nur etwa 50 Lebensjahren. Wenn die menschliche Lebenserwartung inzwischen nun ganz erheblich gestiegen ist und heutzutage bei etwa 70 Jahren und noch darüber liegt, so wissen wir, daß die wissenschaftliche Medizin unserer Tage daran sicher einen erheblichen Anteil hat, wobei die Chirurgie von besonders herausragender Bedeutung ist.

Noch vor wenigen Jahrzehnten hätten selbst fortschrittsgläubige Optimisten nicht geglaubt, daß die Chirurgie einmal einen derartigen Stand erreichen würde, wie sie ihn bis heute errungen hat.

Natürlich ist dieser Fortschritt nicht allein ein Verdienst der Chirurgen, alle Bereiche der Wissenschaften haben einen ganz erheblichen Anteil daran. Es wurden viele Forschungsergebnisse und Grundlagenforschungen für die Chirurgie nutzbar gemacht. Viele große Geister haben mit ihren wissenschaftlichen Erkenntnissen, ihren Ideen und ihrem Opferwillen zu diesem Erfolg beigetragen, wobei sich die Biologie und die Physiologie besondere Verdienste erwarben.

CHIRURGIE heißt wörtlich übersetzt eigentlich nichts anderes als «Handwerk», und als solches wurde sie früher bestenfalls auch von den akademischen Ärzten angesehen. Sie wurde von ihnen zwar benutzt, aber auch zugleich abwertend über die Schulter angesehen. Von Gleichwertigkeit oder Gleichberechtigung war man meilenweit entfernt.

Die Chirurgie ist aber mit Sicherheit der älteste Teil der gesamten Medizin. So wurden Trepanationen, die Eröffnung des Schädels, schon von frühen Naturvölkern geübt, obwohl die Gründe für diesen Eingriff oft mystischer Natur waren. Es wurden in vielen Teilen der Welt Schädel gefunden, die eindeutig belegen, daß solche Eingriffe vorgenommen und auch viele Jahre überlebt wurden.

Schon im Talmud wird die Wundnaht erwähnt und auch die Amputation von Gliedmaßen.

Die Inder kannten schon sehr früh den Steinschnitt und die Nasenplastik. Man wollte die offenbar nicht seltene Strafe des Naseabschneidens korrigieren.

Die Römer brachten den Steinschnitt aus Indien nach Europa.

Hippokrates erstellte schon ein chirurgisches Prinzip, das noch heute voll gültig ist: «Ubi pus ibi evacua» – wo Eiter ist, da muß geöffnet werden.

All dieses Wissen ging aber aus unerklärlichen Gründen im Mittelalter wieder verloren, wobei allerdings die Kirche etwas dazu beigetragen hat. So verbot Innozenz III. zum Beispiel allen Klerikern, in deren Händen zu jener Zeit ein großer Teil der medizinischen Tätigkeit lag, jeden chirurgischen Eingriff, wie Brennen und Schneiden, ja sie durften dabei nicht einmal anwesend sein.

Die Chirurgen waren ein sehr wenig angesehener Stand neben und unter den akademischen Ärzten. Dieser Beruf wurde in der Regel von Henkern, Gauklern, Zahnbrechern, Bruchschneidern, Steinschneidern und Starstechern ausgeübt. Viele zogen umher und verschwanden sehr schnell nach ihren Eingriffen, denn Mißerfolge waren sicher häufiger als Erfolge, und sie mußten sich daher rechtzeitig in Sicherheit bringen. Im Kriege behandelten Wundärzte und Feldschere die Verwundeten. Viele Scharlatane haben in jener Zeit vom 14. bis zum 18. Jahrhundert der Chirurgie nicht gerade zum Ruhme gereicht. Sie boten ihre «Kunst» meist auf Jahrmärkten feil und machten eine Art Volksvergnügen daraus, nicht für die armen Betroffenen, wohl aber für die Zuschauer. Das Außenseitertum brachte zwangsläufig unschöne Randfiguren hervor. Erst spät wurde die Chirurgie als wissenschaftliches Fach anerkannt. In Deutschland wurde sie erst im 18. Jahrhundert Universitätslehrfach, wobei Heister (1683–1758) die eigentliche herausragende Gestalt war; er schrieb auch das erste Lehrbuch der Chirurgie in deutscher Sprache.

In Frankreich war man etwas fortschrittlicher und tat diesen Schritt schon etwa 100 Jahre früher. Dort bereitete Paré (1510–1590), der führende Chirurg seiner Zeit, den Boden dafür vor.

Eigenartigerweise hielt sich neben der späteren wissenschaftlichen Chirurgie aber noch lange eine rein handwerklich ausgerichtete, die hauptsächlich von den Badern betrieben wurde. Sie hielten sich bis in das erste Drittel des 20. Jahrhunderts und waren zumeist gleichzeitig auch Barbiere.

In Preußen wurde erst im Jahre 1852 der Rangunterschied zwischen Ärzten und Chirurgen endgültig abgeschafft, es gab von da an nur noch einen Stand, den des akademisch ausgebildeten Arztes.

Im alten Griechenland war die Trennung zwischen Arzt und Chirurg nie so absolut, hat uns doch schon Hippokrates so manche chirurgische Weisheit hinterlassen, die noch heute voll gültig ist. So wird die Methode der Einrenkung einer luxierten Schulter, die auch nach ihm benannt ist, noch heutzutage unverändert geübt.

Der hohe Rang der Heilkunst der Griechen wird schon dadurch belegt, daß der Schutzpatron der Ärzte der Sohn eines Gottes war, nämlich Äskulap.

In frühen Zeiten war die Heilkunst bei allen Völkern mit religiösen Vorstellungen verbunden, so war bei den Germanen Wotan der Schutzherr der Heilkundigen.

Selbst im Neuen Testament spielt das Heilen von Kranken eine hervorragende Rolle. Noch im 3. Jahrhundert sprach der Kirchenschriftsteller Tertullian von Christus als dem *Medicator*, und Augustinus nannte ihn noch den *Magnus Medicus*.

Betrachtet man alle damals geübten ärztlichen Maßnahmen unter dem Gesichtspunkt der Effektivität, der Wirksamkeit, dem Nutzen für den Kranken, so erkennen wir leicht, daß vor allen anderen die Maßnahmen für den Patienten von wirklicher Bedeutung waren, die wir als chirurgisch ansehen. Fast jede wirklich sinnvolle ärztliche Maßnahme hatte etwas mit Chirurgie zu tun; das Verbinden von Wunden, die Heilung von Knochenbrüchen, Stillung von Blutungen und vieles andere mehr. Was man sonst an ärztlichen Maßnahmen übte, die wir aus heutiger Sicht mehr der internen Medizin zuordnen würden, so waren diese wohl mehr mystischer Art, eine Glaubenssache, verbunden mit menschlicher Zuwendung, aber doch von sehr fraglichem medizinischem Nutzen. Das gilt durchaus auch noch für die Medizin des Mittelalters, obwohl sie akademisch, hochgelehrt und wohl auch teuer war.

Die späte Anerkennung der Chirurgie war sicher auch darin begrün- 13 det, daß die Schreie der Betroffenen, die Blutung und der Eiter mit den üblen Gerüchen sie den Zuschauern unerträglich machte. Der Chirurg, der von diesen Dingen unberührt bleiben mußte, erschien grausam und unmenschlich. Das ist sicher verständlich, aber zu jener Zeit fehlten alle Voraussetzungen, um die Chirurgie human und ästhetisch erscheinen zu lassen.

In diesen Dingen ist der lange Weg der Chirurgie, zumindest zum Teil, wohl auch mitbegründet. Erst die Narkose und später die Asepsis lenkte sie in humane Bahnen, brachte die Akzeptanz zum Erträglichen, zum Menschlichen. Danach setzte dann aber mit schnellen Schritten der Erfolg ein, der Fortschritt kam in einem unglaublichen Tempo. Innerhalb weniger Jahrzehnte wurde aus einem nicht sehr geachteten Handwerk die Perle der ganzen Medizin.

Ich möchte in diesem Buch nun den langen Weg der Chirurgie nachzeichnen, verständlich auch für den interessierten Laien. Natürlich kann das alles nicht den Anspruch erheben, lückenlos oder vollständig zu sein, dazu würde man eine ganze Buchreihe benötigen. Ich möchte nur in großen Zügen über die Meilensteine dieses langen Weges berichten; sie mögen ausreichen, um ihn verstehend zu verfolgen.

Die Chirurgie hat inzwischen viele Kinder bekommen, die sich zum Teil schon ziemlich weit von der Mutter entfernt haben, das sind: Urologie, Orthopädie, Neurochirurgie, Kieferchirurgie, Thoraxchirurgie, Unfallchirurgie, Gefäßchirurgie, plastische Chirurgie, Kinderchirurgie, auch die Gynäkologie, die Hals-Nasen-Ohren-Heilkunde und die Augenheilkunde, soweit sie operativer Art sind, gehörten einmal dazu.

Vergessen dürfen wir nicht den allerletzten Sproß, die Anästhesiologie, die sich ganz besonders selbständig gibt, wie die jüngsten Kinder das manchmal so an sich haben. Alle diese munteren Sprößlinge entstammen aber der gleichen Mutter, der Chirurgie.

Alle chirurgischen Disziplinen beflügeln heute die gesamte Medizin wie ein roter Faden, und so manches streng konservative Fach, denken wir z. B. an die innere Medizin, wird zunehmend «chirurgischer»; sie übernehmen Methoden, die eigentlich mehr chirurgisch sind, die Endoskopie aller Körperhöhlen, Herzkatheter, Entnahme von Probeexzisionen aus allen Körperhöhlen und vieles andere mehr.

14

Die Faszination der Chirurgie ist ungebrochen und verläßt auch denjenigen nicht, der wie ich viele Jahrzehnte als Chirurg gearbeitet hat.
Die Chirurgie ist sicher noch nicht am Ende des langen Weges angekommen und wird dem Menschen noch viele segensreiche Dinge bringen.

Was ist das – Chirurgie?

Wer wüßte da nicht eine Antwort; sofort denkt man an den Operationssaal, an große Operationen, an das chirurgische Messer. Ein nicht geringer Teil aller Menschen hat das ja schließlich schon einmal am eigenen Leibe erleben müssen.

Es ist richtig, ein großer Teil der chirurgischen Tätigkeit spielt sich im Operationssaal ab, aber das ist nicht alles. Der Chirurg kennt noch eine Menge anderer Tätigkeiten nicht operativer Art. Dazu gehören Untersuchungen, diagnostische Maßnahmen, konservative Behandlung von Verletzungen und Knochenbrüchen, Begutachtung von Körperschäden und noch vieles andere mehr.

Da der Chirurg ja seit jeher bei den Operationen die Richtigkeit seiner Diagnose nachprüfen konnte, galt er früher auch als besonders guter Diagnostiker, er war damals dadurch anderen medizinischen Disziplinen überlegen. Heutzutage kann fast jede Diagnose auch ohne operative Bestätigung nachgewiesen werden mit anderen modernen Methoden; dieser Vorteil besteht also nur noch sehr bedingt.

Fast täglich ist in den Zeitungen irgend etwas über Chirurgie zu lesen, besonders gerne werden spektakuläre Erfolge aufgebauscht, nicht selten zu Unrecht. Die Chirurgie ist eine Art Lieblingskind der Presse geworden, offenbar wird das von Laien aber auch gerne gelesen.

Chirurgie hat sehr viel mit Technik zu tun, denken wir nur an die moderne Knochenchirurgie, und wir leben nun einmal in einem technischen Zeitalter, so daß es nicht verwunderlich ist, wenn gerade die Chirurgie das besondere Interesse weckt.

Der heutige Stand der Chirurgie ist auch bewundernswert, noch vor wenigen Jahrzehnten hätte man vieles von dem, was heute chirurgisch machbar ist, als Utopie abgetan.

Allerdings stellen viele Berufene auch schon die Frage, ob man alles   17 das, was machbar ist, auch machen sollte. Wir stoßen bereits an gewisse Grenzen.

Unfaßbar erscheint uns heute der lange, mühsame Weg, den die Chirurgie von ihren Anfängen bis zum jetzigen Stand zurücklegen mußte.

Das gilt nicht nur für die Chirurgie, und ihr Fortschritt wurde nicht nur von den Chirurgen getragen, sehr viele große Wissenschaftler aller Bereiche haben daran Anteil.

Kaum vorstellbar ist für uns allerdings der Wandel der Chirurgie in den letzten 50 und 100 Jahren, und je weiter wir zurückgehen, um so unfaßlicher erscheint er.

Chirurgen waren früher – denken wir nur an den Anfang des 19. Jahrhunderts – durchaus nicht so sehr geachtete Persönlichkeiten, im Gegenteil. Ja, sie waren noch nicht einmal akademische Ärzte. Sie waren Handwerker.

Wörtlich übersetzt heißt CHIRURGIE auch nichts anderes als Handwerk. CHEIR URGIA, mit der Hand machen, so nannte man im alten Griechenland die Handwerker, und auch die Chirurgen gehörten dazu.

Das Handwerk war aber auch immer zugleich Kunst, die Handwerker auch Kunsthandwerker. In allen großen Kulturen waren die Handwerker immer zugleich auch Künstler, sie waren es schließlich, die uns ihre Kunstwerke als tragende Teile ihrer Kultur hinterlassen haben, aus allen Zeiten und Epochen. Ging eine Kultur ihrem Ende entgegen, so verschwand auch das Handwerk mehr und mehr.

Der Mensch früherer Zeiten bedurfte der mitmenschlichen Hilfe, wenn er im täglichen Lebensablauf, bei der Jagd oder im Kampf verletzt worden war. Diese Hilfe war aber immer von der Art, die wir heute chirurgisch nennen, sie war wohl die einzige ärztliche Hilfe, deren man bedurfte.

Andere Erkrankungen, die nicht durch äußere Verletzungen hervorgerufen wurden, brachte man zumeist mit irgendwelchen bösen Geistern in Verbindung und beschränkte sich mehr auf religiöse Maßnahmen, wie Beschwörungen und ähnliches.

Die Funde der Archäologie geben uns Kunde davon, daß zu allen Zeiten und in allen Epochen solche chirurgische Hilfe geleistet worden ist. Die Instrumente, die man fand, zeigen aber, daß durchaus

18 nicht alles so primitiv war; gemessen an dem damaligen Wissens-

stand zeigten sie zum Teil sogar ein erstaunlich hohes Niveau. Natürlich war nicht alles, was man damals unternahm, um dem verletzten Menschen zu helfen, auch richtig und nützlich, vieles hat sicher sogar mehr geschadet als genutzt. Man wollte aber helfen, und das macht es bei dem Wissensstand jener Zeiten durchaus verständlich, daß auch viele falsche Wege begangen wurden.

Wenn man an die Patienten der damaligen Zeiten denkt, so muß man sie eigentlich nur bewundern. Wir können uns heute nicht mehr vorstellen, was es bedeutete, sich in jenen Tagen einem chirurgischen Eingriff zu unterziehen, ohne Narkose, ohne Asepsis. Offenbar siegte aber der Wille zum Leben über die Angst vor den entsetzlichen Schmerzen und dem großen Risiko.

Wie mögen aber zu jener Zeit wohl die Chirurgen beschaffen gewesen sein, als Persönlichkeit?

Nun – zartbesaitete und allzu sensible Menschen waren sie sicher nicht, konnten es auch gar nicht gewesen sein. Sie mußten schon von sehr robuster Natur gewesen sein, um das entsetzliche Schmerzgeschrei, die kaum stillbare Blutung und den Eitergestank ertragen zu können. Außerdem mußten sie ja auch die damals sicher sehr hohe Sterblichkeit durch ihren operativen Eingriff seelisch verarbeiten können.

So manch alter Bericht zeigt uns aber auch, daß die Chirurgen der damaligen Zeit durchaus nicht immer rohe und gefühlsarme Menschen waren, sie litten unter den Unzulänglichkeiten ihrer Arbeit, und so mancher verzweifelte auch daran. Viele waren voller Mitleid mit ihren Patienten und sorgten hingebungsvoll für sie.

Es gab trotz allen damals fehlenden Möglichkeiten auch immer einmal spektakuläre chirurgische Erfolge, die beflügelten, auch wenn sie zumeist nicht wiederholbar waren.

Verwunderlich erscheint uns heute, daß man im Mittelmeerraum über Medizin, Chirurgie und Anatomie um die Zeitenwende über ein wesentlich besseres Wissen verfügte als 1200 Jahre später hier in Mitteleuropa. Darauf komme ich noch zurück.

Wenden wir uns zunächst einmal der Chirurgie der Frühzeit zu.

Chirurgie der Steinzeit

Ist das ein Scherz, so könnte man fragen, Chirurgie in der Steinzeit? Nein, es ist kein Scherz; es gab, wie wir sehen werden, tatsächlich schon eine Chirurgie, wenn sie sicher auch sehr primitiv war.

Das, was wir heute als die Epoche der Steinzeit bezeichnen, begann vor etwa 600000 Jahren und endete in den Ländern des Vorderen Orients vor ungefähr 5000 Jahren. In anderen Erdteilen endete sie aber wesentlich später, und sogar in diesem Jahrhundert gab es noch Völker, die quasi noch wie in der Steinzeit lebten.

Dieser Epoche voraus ging eine sehr lange Zeit der menschlichen Entwicklung, sie dauerte etwa zwei Millionen Jahre. Wir haben natürlich nur recht mangelhafte Kenntnis aus jener Steinzeit, kennen sie nur in großen Zügen von jenen Dingen, die sie uns hinterlassen hat: Funde von Knochen, Werkzeugen und Waffen, Tonscherben und sonstiges Gerät, gefunden in alten Lagerstätten und Gräbern. Einzelheiten aus jener Zeit kennen wir kaum, und natürlich können wir auch keine Details von jenen Maßnahmen wissen, die wir heute als chirurgische ansehen. Es gibt aber genügend Zeugnisse darüber, daß eine primitive Chirurgie auch zu jener frühen Zeit geübt wurde.

Wir können uns heute wohl kaum noch vorstellen, wie hart das menschliche Leben in jener Zeit gewesen sein muß, in einer feindlichen rauhen Umwelt, undurchdringlichen Wäldern, immer auf der Jagd nach Fleisch und Wärme. Diese Menschen hatten ja nur ihre Hände und ihre Intelligenz, um den Lebenskampf zu bestehen, der sicher auch durch Feindschaft unter verschiedenen Gruppen noch erschwert wurde. Mit Sicherheit gab es in solchen Kämpfen und bei der Jagd viele schwere Verletzungen, die man auszuheilen suchte durch Hilfe untereinander. Die Archäologen haben aus jener Zeit viele menschliche Knochen gefunden, die durch glückliche Umstände gut erhalten geblieben sind. Unter ihnen fanden sich auch 21 solche, die verheilte Frakturen aufwiesen und uns Kunde gaben über Heilmaßnahmen der damaligen Zeit. Bei einigen dieser Knochenbrüche muß die Ausheilung durch recht sinnvolle chirurgische Maßnahmen erfolgt sein, zum Beispiel bei den gefundenen Oberschenkelknochen. Man muß verstanden haben, diese Frakturen einzurichten und ruhigzustellen. Zum Teil gab es sogar erstaunlich gute Ergebnisse.

Bei jeder Fraktur des Oberschenkelknochens im mittleren Bereich kommt es durch den Zug der an diesem Knochen ansetzenden Muskeln immer zu starken Verschiebungen und Verkürzungen. Spontan kann sie niemals in einer guten Funktionsstellung, ohne Verkürzung, ausheilen. Wenn in jener Zeit aber nun doch Oberschenkelfrakturen in guter Stellung ausheilen konnten, dann muß man zwangsläufig daraus schließen, daß man bereits bestimmte Erkenntnisse über die Behandlung solcher Frakturen hatte und sie auch anzuwenden verstand.

Woher hatte man solche Kenntnisse?

Das kann niemand mit Sicherheit sagen, aber wir können wohl annehmen, daß bestimmte Beobachtungen an Mensch und Tier, die über viele Generationen weitergegeben wurden, zu diesem Wissen führten.

Doch man fand auch viele sehr schlecht verheilte Frakturen, die bestimmt keine sinnvolle Hilfe erfahren hatten und den Betreffenden zum Krüppel gemacht hatten.

Aber auch die besten Ergebnisse jener Zeit lassen sich natürlich nicht annähernd mit den Ergebnissen der heutigen modernen Knochenchirurgie vergleichen. Hier gilt es aber zu bedenken, daß die Problematik der Frakturen, besonders der Oberschenkelfrakturen, erst seit dem Aufkommen der operativen Behandlung gelöst ist, und das ist noch gar nicht so lange her, noch keine 50 Jahre.

Etwas aus der Chirurgie jener Zeit erscheint uns aber als geradezu phantastisch, nämlich die Operationen am menschlichen Schädelknochen. Die gefundenen Schädel haben uns den eindeutigen Beweis geliefert, daß man schon in der Steinzeit Eröffnungen des Schädels am lebenden Menschen ausführte, Schädeltrepanationen. Wir wissen auch heute noch nicht sicher, welches der Grund für derartige gewagte Operationen war, möglicherweise lag er in irgendwelchen mystisch-religiösen Vorstellungen. Bei einigen dieser Funde war die

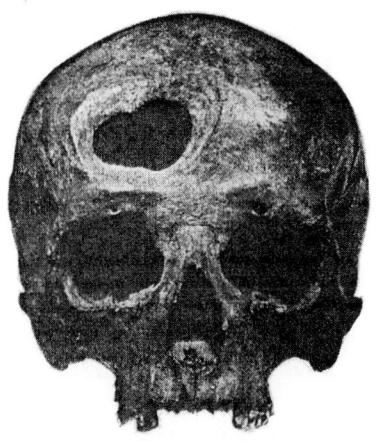

Schädeltrepanation bei einem
Mann von etwa 30 Jahren
(Neolithicum). Man erkennt am
Rande neugebildeter Knochen,
der Eingriff wurde also überlebt
(Akademie der Wissenschaft Ber-
lin)

Indikation aber auch eindeutig in schweren Verletzungen des knöchernen Schädels zu suchen. Zum Verständnis dieser Dinge muß ich aber etwas ausholen.

Man hatte in den Beinhäusern der Klöster und Fürstenhäuser schon vor langer Zeit Schädel gefunden, die schwere Verletzungen aufwiesen, zum Beispiel durch Keulenschläge. Man fand unter ihnen aber auch viele, die eigenartige Öffnungen, meist im Stirnbereich, aufwiesen, die ganz deutliche Spuren von Instrumenten zeigten, also nicht etwa eine Folge von schweren Schlägen waren. Diesen Schädeln widmete man erst die erforderliche Aufmerksamkeit, als Mitte des 19. Jahrhunderts in geschichtlichen Fundstätten ganz ähnliche Schädel gefunden wurden. Sie zeigten gleichartige Defekte, die ebenfalls mit irgendwelchen Werkzeugen herbeigeführt sein mußten. So fand man innerhalb Europas viele solcher Schädel, auch andernorts, in Afrika und im Kaukasus.

Der Amerikaner SQUIER beobachtete diese eigenartigen Öffnungen, die fast quadratisch waren, und meinte, daß man mit vier Schnitten diese Stücke herausgetrennt hatte. Der französische Arzt PRUNIÈRES, der zugleich ein begeisterter Hobbyanthropologe war, fand ähnliches und suchte dafür eine Erklärung, aber er fand sie nicht. Später fand man auch die herausgetrennten Stücke, die mit Löchern versehen worden waren, und heute wissen wir, daß die Steinzeitmenschen sich auf diese Art aus Schädeln von Toten Amulette machten, die wahrscheinlich, wie die Löcher andeuten, an Schnüren um den Hals getragen wurden. In Bern sind im Museum elf solche Amulette zu finden. Sie stammen aus der Jungsteinzeit und wurden in einer alten Ufersiedlung gefunden.

Nun muß ich noch einmal etwas vorauseilen.

Noch im Mittelalter betrachtete man das Gehirn als eine mehr oder weniger homogene Masse, ähnlich wie andere Organe, wie Milz, Leber, Niere usw. Vesal hatte in seinem großen Werk 1543 zwar die äußere Form des Gehirns gut beschrieben, aber den wirklichen Zusammenhang mit den bereits bekannten größeren Nerven auch nicht deuten können. Erst die Erfindung des Mikroskops durch den Holländer Jansen 1590 brachte die Erkenntnis, daß das Gehirn von unzähligen Strängen und Fasern durchzogen ist. Natürlich hatte man dafür noch keine befriedigende Erklärung.

24 Erst der Pathologe und Physiologe PURKYNE (1787–1869), Leiter

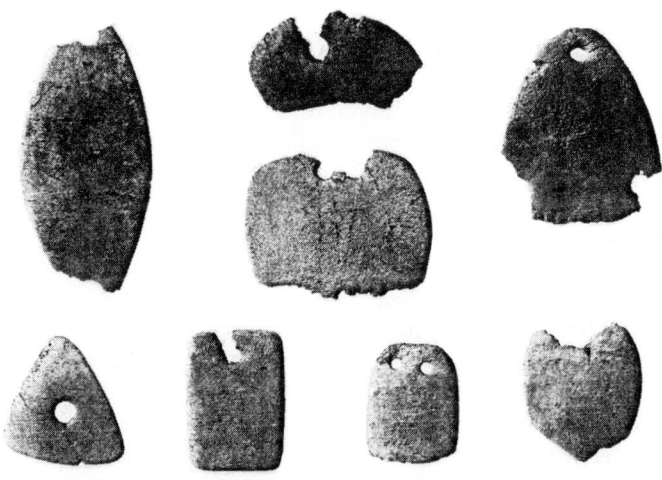

Knochenamulette von Concise, aus menschlichem
Schädelknochen, etwa 2500 v. d. Z.
(Historisches Museum Bern)

des Physiologischen Instituts der Universität Breslau, brachte mit seinen Forschungsarbeiten den Anfang der heutigen Erkenntnisse; sie waren bahnbrechend. Eine bestimmte Art von Hirnzellen trägt noch heute seinen Namen.

Der dänische Arzt FRITSCH (1838–1927) machte als Militärarzt im Preußisch-Dänischen Krieg eine wichtige Entdeckung, die ganz neue wissenschaftliche Erkenntnisse brachte.

Er fand auf dem Schlachtfeld einen Soldaten mit einer furchtbaren Schädelverletzung. Ein großer Teil des knöchernen Schädels war weggerissen, und das verletzte Gehirn lag zum großen Teil frei. Als er die Wunde reinigen wollte, fiel ihm auf, daß bei der Berührung von bestimmten Bezirken des Gehirns immer eine Kontraktion ganz begrenzter Muskelgruppen auf der entgegengesetzten Seite erfolgte. Der Soldat überlebte die schwere Verletzung nicht.

FRITSCH zog aus dieser Beobachtung den richtigen Schluß; er meinte, daß jeweils kleine Gehirnbezirke immer für ganz bestimmte Muskelgruppen zuständig seien. Tierversuche bestätigten dann diese neuen und sehr wichtigen Erkenntnisse. Damit war bewiesen, daß das Gehirn keinesfalls eine amorphe Masse ist, sondern ein unglaublich fein verzweigtes System von Funktionsbezirken. Es dauerte dann nicht mehr lange, und man konnte die vielen Stränge und Fasern richtig einordnen.

Der französische Arzt BROCA (1824–1880), der Entdecker des menschlichen Sprachzentrums, dessen Name noch heute mit dem Sprachzentrum verbunden ist, untermauerte diese Theorie und brachte viele Klärungen.

Im Jahre 1873 fand in Lyon ein Anthropologenkongreß statt, an dem auch Broca teilnahm. Dort wurde er mit dem Arzt PRUNIÈRES, der, wie bereits erwähnt, ein großer Freizeitanthropologe war, bekannt, und dieser zeigte ihm seine Sammlung von alten geöffneten Schädeln. Dabei ereignete sich eine der Sternstunden der Wissenschaft. Als Broca einen dieser Schädel in Händen hielt, da machte er die Entdeckung, daß er ganz eindeutige Spuren von Knochenneubildung zeigte, er entdeckte den bei Knochenverletzungen immer auftretenden Kallus. Dieser Kallus bildet sich aber mit Sicherheit immer nur am lebenden Menschen, also mußte dieser Mensch, als man die Öffnung in den Schädel machte, noch gelebt haben, und das noch eine ganze Weile nach der Trepanation.

26

Damit war der Beweis erbracht, daß man bereits in der Steinzeit am lebenden Menschen den Schädelknochen eröffnen konnte und die so Trepanierten es auch überlebt hatten. Man untersuchte nun viele alte Schädel und mußte die Richtigkeit von Brocas Erkenntnissen bestätigen.

So wie jede gelöste Frage eine neue aufwirft, wollte man nun natürlich wissen, wie die Steinzeitmenschen das gemacht haben. Was hatten sie für Instrumente benutzt, und was war der Grund für solche Operationen?

Leider zogen aus der nun folgenden wissenschaftlichen Diskussion einige zeitgenössische Ärzte völlig falsche Schlüsse. So begann zum Beispiel der Arzt CHAMPIONNIÈRE (1843–1913), übrigens ein Schüler von Broca, Schädeltrepanationen vorzunehmen, um eine bestimmte Art von Kopfschmerzen zu heilen, eine sehr unsinnige Schlußfolgerung. Er behauptete später, 64 solcher Trepanationen vorgenommen zu haben, angeblich mit bestem Erfolg. Wir wissen heute, daß diese Berichte unmöglich stimmen konnten.

Man forschte aber weiter und hoffte doch noch die Indikation für die steinzeitlichen Schädeltrepanationen herauszubekommen.

Man gewann auch noch viele Erkenntnisse.

Wir müssen auf Grund der wissenschaftlichen Auswertung heute annehmen, daß die ersten Schädeltrepanationen in der Jungsteinzeit (Neolithikum) erfolgten, und die Indikationen für derartige Operationen waren wahrscheinlich sowohl in schweren Verletzungen des Schädelknochens als auch in religiösen Vorstellungen zu suchen.

Die Kenntnisse über diese Operationen kamen, so läßt die Lokalisierung der Fundstätten vermuten, wahrscheinlich über die Iberische Halbinsel aus Afrika nach Europa.

Man konnte auch die Technik derartiger Operationen klären; die dafür benutzten Geräte wurden gefunden. Man benutzte Schaber aus Stein und schabte damit den Knochen allmählich durch. So öffnete man den menschlichen Schädel. In anderen Erdteilen, zum Beispiel Südamerika (Peru), benutzte man auch Schaber aus Metall, zumeist Kupfer. Derartige Metallschaber aus der Inkazeit wurden später ebenfalls gefunden. Hier wäre ein zwar interessanter, aber auch sehr bedenklicher Vorgang zu berichten.

Der Neurochirurg Francisca GRANA in Peru hat im Jahre 1962 bei einem 30jährigen Mann mit einer schweren Schädelverletzung, die eine Hirnblutung hervorrief, eine Trepanation mit derartigen steinernen Instrumenten vorgenommen, natürlich unter modernen aseptischen Kautelen. Die Geräte waren mehr als 2000 Jahre alt. Er wollte damit beweisen, daß solche Instrumente tatsächlich für eine derartige Operation geeignet sind. Der Patient überlebte den Eingriff, der Beweis war erbracht.

Auf dem amerikanischen Kontinent fand man auch noch andere Geräte für die Schädeltrepanation; sie waren aus Metall und zum Bohren geeignet.

Wir vermögen uns heute wohl kaum noch vorzustellen, wie sich derartige Operationen in jener Zeit abgespielt haben mögen, ohne Betäubung, ohne Asepsis, mit sich stark wehrenden Patienten. Auch wenn man annehmen kann, daß die damaligen Menschen besser schwere Schmerzen ertragen konnten, so war ein sorgfältiges Arbeiten unter jenen Bedingungen wohl kaum möglich. Trotzdem beweist die relativ große Zahl der gefundenen Schädel, daß nicht wenige einen solchen Eingriff überlebt haben müssen.

Wir dürfen natürlich nicht vergessen, daß die Patienten jener Zeit äußerst widerstandsfähig gewesen sein müssen, denn nur solche erreichten unter den harten Umweltbedingungen das Alter des Erwachsenen. Jung waren sie sicher auch alle, denn das Durchschnittsalter lag sicher weit unter 40 Jahren.

Man fand sogar einen Schädel, der drei Trepanationen überlebt hatte, die zu unterschiedlichen Zeitpunkten erfolgt waren, wie die verschieden ausgeprägten Heilungsprozesse an den drei Trepanationsstellen bewiesen.

Wenn man nun in jener Zeit derartige Schädeloperationen mit Erfolg durchführen konnte, so dürfen wir wohl annehmen, daß man auch andere Verletzungen zu behandeln verstand, besonders solche der Weichteile.

Wahrscheinlich erfolgte in jener Zeit innerhalb der Gruppen auch schon eine gewisse Differenzierung, etwa in Jäger und Handwerker. Es wäre also anzunehmen, daß auch für den Bereich der medizinischen Versorgung bereits «Spezialisten» vorhanden waren. Sie wären dann eine Art von Ärzten und Chirurgen gewesen.

Da ja auch heute noch ein kleiner Teil der Menschen in einer Art «Steinzeit» lebt, war man schon immer neugierig, ob diese Volksgruppen auch in der heutigen Zeit noch diese Schädeltrepanationen vornehmen. Auch diese Neugierde wurde gestillt. 1957 haben zwei Österreicher, LERSCH und EDER, auf einer Expedition in Afrika in einem Kisii-Dorf einer solchen urzeitlichen Operation beigewohnt. Ein sogenannter «Schädelspalter», ein Ababiri, führte sie aus.

Die Operation soll über drei Stunden gedauert haben, und der «Operateur» soll äußerst behutsam und vorsichtig gewesen sein.

Angeblich werden in jenen Gegenden von Afrika immer noch derartige Schädeltrepanationen vorgenommen, mehrere hundert pro Jahr.

Die Indikation für die von den beiden Österreichern beobachtete Trepanation soll angeblich ein Splitterbruch des knöchernen Schädels gewesen sein, bei dem einzelne Splitter in den Schädel hineingedrückt waren.

Wenn aber die Annahme richtig ist, daß jährlich noch mehrere hundert derartiger Operationen ausgeführt werden, dann ist es wohl ziemlich ausgeschlossen, daß immer nur Schädelfrakturen derartige Operationen begründen. Bei einer so großen Zahl ist es wahrscheinlicher, daß bestimmte abergläubische und mystische Vorstellungen diesen Eingriff bestimmen.

Chirurgie im Vorderen Orient

Wir wissen, daß die Kulturgeschichte der Menschheit ihren Anfang im Gebiet zwischen Euphrat und Tigris nahm, in Mesopotamien. Dort war der Übergang von der Steinzeit zur Metallzeit schon längst vollzogen, als Europa noch mitten in der Steinzeit lebte.

Das frühe Volk der Sumerer machte im Laufe seiner Geschichte einen großen Teil jener Erfindungen, die unsere Kultur begründeten. Sie schufen aus kleinen Anfängen schriftlicher Zeichen als erste eine klare und verständliche Schrift und konnten unserer Zeit damit sehr vieles hinterlassen, klarer und eindeutiger, als es die vielen Funde ihrer Handwerkskunst vermocht hätten.

Damit begann eine völlig neue Epoche der Menschheitsgeschichte. Die Sumerer kultivierten aber auch den Ackerbau, der es ihnen gestattete, seßhaft zu werden, nicht mehr umherziehen zu müssen. Sie erfanden den Pflug und ersannen sinnvolle Systeme für eine Bewässerung ihrer Äcker. Wahrscheinlich haben sie auch das Rad erfunden, eine der größten Erfindungen der ganzen frühen menschlichen Geschichte. Sie erfanden sinnvolle Spinnräder und eine Art von Webstuhl, um aus Wolle Stoffe zu weben. Mit all diesen Dingen schufen sie eine gewisse Sicherheit für das tägliche Leben und ermöglichten damit wohl auch einen bescheidenen Wohlstand. Zugleich begann aber wohl auch eine gewisse Differenzierung untereinander, Handwerker entstanden und damit wohl auch Heilkundige, Ärzte und Chirurgen.

Das einst so primitive menschliche Leben ging in gesicherte und geregelte Bahnen, und das war der Anfang der menschlichen Kultur. Jenes von der Natur so reich gesegnete Land zwischen den großen Strömen sah im Laufe der Jahrtausende dann viele Völker kommen und wieder vergehen, von denen wir wohl nichts oder nur sehr wenig wüßten, wenn sie nicht ihre schriftlichen Aufzeichnungen hinterlassen hätten.

Die Archäologie konnte nicht nur die vergessenen Zeichen einer längst untergegangenen Sprache enträtseln, sie fand in mühseliger Kleinarbeit auch viele Dinge im Boden jener Zeit, die uns sehr detaillierte Berichte aus vergangenen Epochen erzählten.

Viele gefundene Tafeln aus gebranntem Ton mit der vergessenen Keilschrift berichten uns sogar erstaunliche Einzelheiten aus jener Zeit. Man fand unter anderem mehrere Briefwechsel aus babylonischen Tagen, darunter auch einen sehr interessanten zwischen einem König und seinem Arzt.

Der König schildert darin in recht verständlicher Weise alle seine Beschwerden und klagt über die Erfolglosigkeit der ärztlichen Behandlung. Der Arzt antwortet mit seinen Ratschlägen und überreichte mit seiner Antwort neue Medikamente. Dabei vergaß er auch nicht zu erwähnen, daß letztere vorsichtshalber genügend an Sklaven ausprobiert worden seien. Ein Briefwechsel aus dem ersten Jahrtausend vor der Zeitenwende, welch ein phantastischer Vorgang!

Wir wissen von jenen Tontafeln nicht nur, daß es zu jener Zeit schon einen festgefügten Ärztestand gab, es waren auch bereits gesetzliche Bestimmungen für die Ausübung dieses Berufes vorhanden. Es bestand also schon so etwas wie eine Berufsordnung, die viele Einzelheiten genau festlegte.

Diese Tafeln zeigen uns aber auch, daß damals alles ärztliche Handeln immer mit vielen mystischen Dingen und religiösen Vorstellungen vermischt war. Dämone und böse Geister spielten für Arzt und Patient eine ganz wesentliche Rolle. Jede ärztliche Behandlung wurde immer zweigleisig durchgeführt, wobei es unserer heutigen Phantasie überlassen bleibt, welche dieser beiden Maßnahmen die wirksamere gewesen sein mag.

Die hinterlassenen Tontafeln geben uns aber auch Kunde davon, welche Arten von Krankheiten damals mehr oder weniger häufig waren. Es finden sich ziemlich genaue Beschreibungen von Krankheitsbildern, die den Menschen auch heute noch plagen, zum Beispiel die Gicht und der Schlaganfall. Blasensteine scheinen damals nicht selten gewesen zu sein, sie waren offenbar sogar häufiger, als sie es heute sind, eine sehr schlimme Plage für die Betroffenen. Die Ursache für diese Häufung war möglicherweise in häufigen Entzündungen der Harnwege zu suchen, die ja auch zur Steinbildung führen kann. Die damalige Ernährung mag auch eine gewisse Rolle gespielt haben, genau wissen wir das natürlich nicht. Die Ärzte jener Zeit hatten wohl keine Erklärung für die Steinhäufigkeit.

Am Anfang unseres Jahrhunderts, es war im Jahre 1901, fand eine französische archäologische Expedition bei Grabungen in jenem Land zwischen den großen Strömen einen kostbaren Schatz aus der Vergangenheit, es waren Tontafeln, die eine Sammlung von Gesetzen enthielten, ein babylonischer Herrscher hatte sie erlassen. Sie stammten aus dem 2. Jahrtausend vor unserer Zeitrechnung. Man fand unter anderem auf ihnen bereits eine Art von Bewertung für Körperschäden, zugleich auch festgelegte Strafen bei solchen verursachten Körperverletzungen. Jeder, der das Auge eines freien Bürgers zerstörte, mußte ebenfalls ein Auge verlieren. Ähnlich verhielt es sich bei anderen schweren Körperverletzungen, Arm um Arm, Bein um Bein usw. Selbst bei Knochenbrüchen mußte aus Gründen der Gerechtigkeit ein solcher Ausgleich hergestellt werden. Das galt natürlich nur für den freien Bürger, die Schäden, die einem Sklaven zugefügt wurden, konnten dagegen mit Geld ausgeglichen werden.

Man hatte auch schon die Gebühren für alle ärztlichen Leistungen festgelegt, es sind wohl die allerersten in der ganzen Menschheitsgeschichte. Offenbar war es notwendig, sonst hätte man es wohl nicht getan.

So sind unter anderem die Kosten für augenärztliche Operationen genau festgelegt, ohne daß ersichtlich ist, um welche Art von Operation es sich gehandelt haben mag. Man kann nicht mit Sicherheit ausschließen, ob zu jener Zeit nicht schon der sogenannte «Starstich» bekannt gewesen ist. Was ist das, der Starstich?

Beim grauen Star kommt es im Alter zu einer zunehmenden Trübung der Linse, die so weit gehen kann, daß sie nicht mehr lichtdurchlässig ist, der Mensch also erblindet. Wenn man nun diese getrübte Linse mit einem spitzen Instrument aus ihrer Verankerung reißt und innerhalb des Auges nach unten drückt, dann kann der Betroffene wieder sehen, allerdings nur sehr unscharf. Diese Operation nannte man den Starstich.

Da diese Operation aber nicht näher definiert ist, kann es sich auch um irgendwelche anderen Eingriffe am äußeren Auge gehandelt haben.

Dieses alte Gesetz sah schon damals strenge Strafen für den ärztli-   33 chen Kunstfehler vor. Dort steht, daß dem Arzt in besonders schweren Fällen sogar eine oder beide Hände abgehackt werden konnten. Angesichts solcher barbarischen Strafen muß man sich fragen, ob die Ärzte damals überhaupt ein Risiko eingegangen sind.

Das ist wohl nicht sehr wahrscheinlich, und darum kann man wohl annehmen, daß risikoreiche Operationen kaum vorgenommen wurden, wozu ja auch der Starstich gehören würde.

Man beschränkte sich angesichts so drakonischer Strafmaßnahmen wahrscheinlich mehr auf die Behandlung von Wunden und Knochenbrüchen, wirkliche operative Chirurgie ist durch dieses Gesetz sicher verhindert worden.

Die Gesetzestafeln enthalten auch genaue Vorschriften für die Barbiere. Sie erzählen uns, daß sich dieser Berufsstand durchaus nicht nur auf das Scheren der Haare und Pflege der Bärte beschränkte. Sie legten Pflaster auf, setzten Schröpfgefäße an und durften sogar Zähne ziehen. Es gehörte auch zu ihren Aufgaben, die Sklaven mit dem Brenneisen zu markieren.

Es gab damals also bereits den Stand des Baders, so wie er bei uns bis in dieses Jahrhundert hinein noch üblich war.

Aus dem Land zwischen den Strömen wanderten sicher auch Ärzte in andere Länder aus, in nahegelegene und wohl auch in entferntere. Ganz sicher gingen auch Ärzte von dort in das Land der Hethiter, um bei ihnen ihre Kunst zu betreiben. Die vielen kriegerischen Ereignisse jener Zeiten erforderten bestimmt viele Ärzte, ganz besonders solche, die sich auf die Heilung von Kriegswunden verstanden. Wahrscheinlich wurde das damals so kostbare Metall Eisen auch von Ärzten erstmalig von den Hethitern nach Mesopotamien gebracht, vielleicht als Lohn für ihre geleistete Arbeit.

Im Jahre 1862 reiste ein Amerikaner, Edwin SMITH, ein glühender Bewunderer des alten Ägypten, an den Nil. Er suchte nach alten Kostbarkeiten aus dem Reich der Pharaonen und verstand auch sehr viel davon. Er war auch ein guter Kenner der alten Sprachen. Smith erwarb dort käuflich einen etwa 4,7 Meter langen Papyros, der angeblich aus einem alten Grab stammen sollte. Smith nahm ihn mit nach Hause und studierte ihn sehr sorgfältig. Er erkannte auch sehr richtig, daß es sich um einen medizinischen Inhalt handelte, ahnte aber nicht die große Bedeutung seines Fundes. Er hat von dem Inhalt nichts veröffentlicht, solange er lebte. Seine Tochter er-

34

möglichte erst nach seinem Tode den Zugang für die Wissenschaftler.

Der weltbekannte Ägyptologe BREASTED, später Verfasser des Standardwerkes der ägyptischen Geschichte, nahm sich dieses Papyros an und übersetzte ihn in einer zehnjährigen Arbeit. 1930 erschien sein Werk dann in zwei Bänden.

Es war eine Riesensensation für die Wissenschaft, denn es war das älteste Chirurgiebuch der Welt.

Alles das, was wir von der Chirurgie jener versunkenen Zeit wissen, stammt letztlich aus diesem Buch. Sein Inhalt erweckte eine unglaubliche Bewunderung für jene Zeit und ihre Ärzte, die es verfaßt hatten. Man staunte über das ausgeprägte Wissen jener Tage und über ihre umfassende und minutiöse Darstellung.

Natürlich hält vieles späteren wissenschaftlichen Erkenntnissen nicht stand, aber für die damalige Zeit war das Wissen einfach phantastisch.

Jenes Buch enthält alle Einzelheiten über die Behandlung von Wunden, Knochenbrüchen und Verrenkungen. Es finden sich exakte Hinweise für die Behandlung von eingedrückten Schädelbrüchen. Trepanationen werden nicht erwähnt, wurden also nicht geübt. Die Technik aller Verbände ist genau beschrieben und vieles andere mehr. Der häufigste operative Eingriff scheint die Beschneidung des männlichen Gliedes gewesen zu sein, ohne daß dafür ein Grund genannt wird. Wir können nur vermuten, daß übernommene hygienische Vorstellungen maßgebend waren. Dieser Eingriff wurde aber auch von Priestern vorgenommen.

Im ganzen also ein unglaublich interessantes Buch, ein eindrucksvolles Bild aus vergangenen Tagen.

Etwa einige Jahre nach Smith reiste der deutsche Ägyptologe Georg EBERS nach Ägypten. Man bot ihm dort einen etwa 20 Meter langen Papyros an, den man schon Smith zum Kauf dargeboten hatte. Smith hatte den Kauf aber aus unbekannten Gründen abgelehnt. Ebers erkannte sofort den Wert dieses langen Papyros und kaufte ihn. Die Übersetzung erfolgte erst relativ spät und kam im Jahre 1937 als Buch auf den Markt.

Dieses Buch war nicht weniger sensationell als der Papyros von Smith, denn es war ein geschlossenes Werk über die gesamte Medizin der damaligen Zeit. Es war ein prächtiges Gegenstück zum ersten Chirurgiebuch der Welt, mit allen Einzelheiten, die im medizinischen Bereich damals bekannt waren und praktiziert wurden.

Die spätere Forschung ergab dann, daß sowohl der Papyros von Smith als auch der von Ebers alte Abschriften waren, keine Originale. Die Schreiber waren offenbar selbst nicht fachkundig und hatten viele Fehler hineingebracht. Das ändert aber nichts am Wert dieser phantastischen Berichte.

Verwunderlich ist lediglich die mangelhafte Kenntnis der menschlichen Anatomie, besonders deshalb, weil man damals ja bereits menschliche Leichen einbalsamierte und dabei alle Organe entnahm. Man hätte vermuten müssen, daß dadurch die anatomischen Kenntnisse wesentlich besser gewesen sein müßten.

Wahrscheinlich waren aber die Leute, die die Leichen präparierten, gar nicht an der menschlichen Anatomie interessiert, es war eine sehr untergeordnete und verachtete Tätigkeit. Für die damaligen Ärzte war es wohl weit unter ihrer Würde, derartigen Leichenöffnungen beizuwohnen.

Wir wissen heute, daß alle in diesen beiden Büchern niedergelegten medizinischen Kenntnisse bei der Abfassung der Schriften schon ziemlich alt gewesen sein müssen, wahrscheinlich waren sie schon über viele Generationen überliefert worden. Man hatte sie ohne Kritik übernommen und praktizierte sie unverändert. Der Forscherdrang scheint zu jener Zeit, als die beiden Verfasser ihr Wissen schriftlich festlegten, nicht mehr sehr ausgeprägt gewesen zu sein. Das gesamte medizinische Wissen konnte natürlich nicht nur auf jenen Raum zwischen den großen Strömen beschränkt geblieben sein, man kann wohl annehmen, daß es auch exportiert und verbreitet wurde. Vielleicht ist ein Teil davon auch bis in das ferne Indien gelangt.

Chirurgie im alten Indien

Indien, traumhafter Subkontinent mit altehrwürdiger Geschichte, für uns heute ein rückständiges und armes Land, hat für den Weg der Chirurgie eine besonders hervorragende Bedeutung.

Das hohe Niveau der indischen Chirurgie im ersten Jahrtausend vor unserer Zeitrechnung lag weit über dem Europas vom 15. bis zum 17. Jahrhundert. Wir wissen viel über die alte indische Chirurgie, weil ausführliche Schriften aus jener Zeit bis in unsere Tage hinübergerettet wurden.

Es gibt aus jener Zeit noch drei umfassende chirurgische Bücher, die uns einen genügenden Einblick gewähren lassen in die operativen Maßnahmen der vergangenen Zeit.

Das Buch von VAGBHATA, das etwa im 5. oder 6. Jahrhundert vor der Zeitenwende geschrieben wurde.

Das Buch SUSRUTA, welches etwa dem 4. Jahrhundert vor unserer Zeitrechnung zugeordnet wird.

Das Buch CHARAKA, das etwa im 1. oder 2. Jahrhundert vor der Zeitenwende verfaßt worden ist.

Jenes alte Indien hatte bereits einen festgefügten Chirurgenstand, der aus altem überliefertem Wissen schöpfen konnte und es in der Praxis von Generation zu Generation weitergab.

Der Schwerpunkt aller chirurgischen Maßnahmen lag damals wohl in der Behandlung von Wunden und Verletzungen, die offenbar sehr häufig gewesen sein müssen. Die in den drei vorgenannten Büchern überlieferte Beschreibung chirurgischer Techniken und Maßnahmen aus jener Zeit zeigen ein unglaublich hohes Niveau des Wissens, sie waren mit Sicherheit allen chirurgischen Methoden Europas, vom Mittelalter bis in die Zeit des Barocks, weit überlegen.

Obwohl man auch in Indien noch nichts vom Wesen der Infektion wußte, legte man schon damals ganz besonderen Wert auf Reinlichkeit der Wunden, ganz anders und richtiger als noch wesentlich später in Europa. Es werden alle zweckmäßigen Voraussetzungen für die Wundheilung beschrieben, z. B. die Entfernung aller Fremdkörper aus der Wunde und noch vieles andere. Die Technik der Entfernung abgebrochener Pfeilspitzen wird eingehend erörtert, damals wohl keine seltene Verletzung. Es finden sich viele zweckmäßige Hinweise und Ratschläge.

Man beherrschte auch bereits die sinnvolle Amputation von Armen und Beinen und wußte sogar Schädelimpressionsfrakturen schon richtig zu heben und zu versorgen. Sogar Schädeltrepanationen konnte man bei entsprechenden schweren Verletzungen bereits vornehmen.

Die alten indischen Chirurgen kannten auch schon einige wirksame Maßnahmen, um dem Patienten den allergrößten Schmerz während der Operation zu nehmen, sie verwendeten dafür bestimmte Tränke aus Pflanzen, deren Zubereitung ganz genau beschrieben wurde.

Man kannte schon die Punktion, konnte z. B. große Wasserbrüche des Hodens mittels einer Hohlnadel abpunktieren. Auch beim Wasserbauch, dem Ascites, verfuhr man in dieser Weise.

Der Aderlaß war bereits bekannt, und man wendete ihn auch sinnvoller an als in Europa 1500 Jahre später.

Das alles zeigte für die damalige Zeit einen geradezu unglaublich hohen Stand des Wissens.

Die größte Überraschung ist für uns aber, daß die Inder zu jener Zeit bereits Operationen im Bauchraum durchzuführen imstande waren und sie auch tatsächlich ausführten, natürlich nur in wirklichen Notsituationen.

Dazu ist eine kurze Erklärung notwendig.

Die Bauchhöhle ist mit dem sogenannten Bauchfell, dem Peritoneum, ausgekleidet, es schließt alle im Bauchraum gelegenen Organe ein, mit Ausnahme der Nieren, die hinter dem Bauchfell liegen. Streng genommen befindet sich auch die Bauchspeicheldrüse extraperitoneal, aber man kommt nur durch die Bauchhöhle an sie heran, im Gegensatz zu den Nieren.

Dieses Bauchfell hat eine große Schutzfunktion für alle Organe des Bauchraumes und besitzt sehr viele Fähigkeiten. Es kann Flüssigkeiten resorbieren und ausscheiden, ist in vieler Hinsicht am Stoffwechsel beteiligt und hat noch so manch andere Funktion. Eine Entzündung des Bauchfelles, eine Peritonitis, verlief vor der Ära der

Asepsis so gut wie immer tödlich. Die Angst der alten Chirurgen vor der Eröffnung des Bauchfells war also verständlich, die Bauchhöhle galt darum als tabu. In der Zeit vor der Asepsis überlebten, durch mancherlei glückliche Umstände, nur sehr wenige Menschen eine Eröffnung der Bauchhöhle. Ich komme darauf später noch einmal zurück.

Die alten indischen Chirurgen vermieden natürlich auch eine absichtliche Eröffnung des Bauchraumes, wie wir noch sehen werden, aber sie scheuten sich in entsprechenden Fällen auch nicht, eine Hilfe wenigstens zu versuchen, zum Beispiel bei Verletzungen des Darmes. Sie standen solchen Situationen nicht so völlig hilflos gegenüber, wie die Chirurgen Europas im 16. Jahrhundert.

So beschrieben sie bereits, wie man bei einem Darmverschluß den Darm eröffnen konnte. Sie hatten auch sinnvolle Maßnahmen entwickelt, um bei Darmverletzungen zu helfen. So nähten sie eine Darmwunde mit Hilfe von großen Ameisen. Die Darmränder wurden aneinander gehalten, und man ließ diese Tierchen dann mit ihren Zangen so hineinbeißen, daß beide Ränder aneinandergenäht wurden. Die Körper schnitt man dann ab, und die Zangen verblieben in der Wunde, bis sie verheilt war.

Man beschrieb aber auch bereits andere Nahttechniken mit Nadel und Faden, und so manche dieser Beschreibungen ist selbst heutigen Nahttechniken sehr ähnlich.

Wenn man bedenkt, daß alle diese Dinge in Indien vor 2000 Jahren gemacht wurden, dann kann uns diese alte indische Chirurgie nur großen Respekt und tiefe Bewunderung einflößen.

Es gibt aber noch drei andere operative Eingriffe, die alle im alten Indien entwickelt wurden und von dort erst sehr viel später nach Europa kamen. Das sind der «Starstich», der «Steinschnitt» und die «Nasenplastik».

Zunächst einmal zum Starstich.

Ich erwähnte bereits den Grund für diese Operation und auch, daß man nicht sicher ausschließen kann, daß dieser Eingriff schon in Babylon bekannt war. Das ist aber nur eine Vermutung, und sichere Anhaltspunkte haben wir dafür nicht. Die Wahrscheinlichkeit, daß er in Indien entwickelt wurde, ist wesentlich größer.

Die alten indischen Bücher beschreiben diesen Starstich ganz präzise und, was mindestens ebenso wichtig war, auch die Nachbehandlung. Während im späteren Europa zumeist umherziehende «Starstecher» diese Operation ausführten, um aus Sicherheitsgründen nach diesem Eingriff sofort das Weite zu suchen, behandelten die Inder im ersten Jahrtausend vor unserer Zeitrechnung eine solche Operation sorgfältig nach bis zur Ausheilung. Das ärztliche Gewissen war dort offenbar schon damals wesentlich ausgeprägter als hier im Europa des Mittelalters.

Was war nun der damals geübte sogenannte «Steinschnitt»?

Wie ich bereits erwähnt habe, muß in früheren Zeiten das Blasensteinleiden wesentlich häufiger gewesen sein als heutzutage. Im alten Indien hatte man eine Methode gefunden, Steine aus der Blase operativ zu entfernen, ohne das Bauchfell dabei zu eröffnen, man wollte das Operationsrisiko dadurch kleiner halten. Die anatomischen Kenntnisse waren damals noch unzureichend, so wußte man noch nicht, daß bei gefüllter Blase eine Eröffnung dieses Organs über dem Schambein ohne weiteres möglich gewesen wäre, ohne das Bauchfell zu verletzen, so wird es nämlich heute gemacht. Die indischen Chirurgen wählten den Weg zur Blase über den Damm, damit umgingen sie zwar die Bauchhöhle, aber ohne Risiko war dieser Weg auch nicht, und wahrscheinlich wurden nicht selten benachbarte Organe dabei verletzt.

Ohne wirkliche Narkose mußte der Patient dabei unvorstellbare Schmerzen erleiden, für den heutigen Menschen nicht mehr begreiflich. Trotzdem unterwarfen sich damals Kranke mit Blasensteinen freiwillig einem solchen Eingriff, und der größere Teil überlebte ihn offenbar auch.

Die Inder waren bei der Nachbehandlung nach dieser Operation dem Abendland der späteren Zeit weit überlegen. Während man hier noch im 18. Jahrhundert nach solchen Operationen die Wunde zur Blutstillung mit Werg ausstopfte – das war gezupftes Leinen – und damit der Infektion Tür und Tor öffnete, ließ man in Indien die Wunde einfach offen und verband sie nur oberflächlich. Die Blutung stillte man dadurch, daß man beide Beine einfach fest zusammenband. Eine sehr viel klügere und sinnvollere Maßnahme, auch aus heutiger Sicht.

Alle derart operierten Patienten werden einen solchen Eingriff nicht überstanden haben, manche starben sicher an einer schweren
Blutung oder nicht beherrschbaren Infektion. Man kann auch an-

nehmen, daß es nicht selten zu Verletzungen anderer Organe gekommen ist, zum Beispiel der Prostata oder der Harnröhre mit bleibender Fistel.

Trotzdem muß man die Findigkeit und Geschicklichkeit jener frühen Chirurgen bewundern. In Europa wurde diese Technik erst im Mittelalter bekannt, dann aber fast unverändert bis ins 19. Jahrhundert hinein geübt von sogenannten «Steinschneidern».

Eine für die damalige Zeit ungewöhnlich fortschrittliche Operation war die indische «Nasenplastik».

In jener alten Zeit scheint die Strafe des Nasenabschneidens in allen Ländern eine nicht seltene Strafmaßnahme gewesen zu sein, auch im alten Indien. Möglicherweise kam es hin und wieder auch durch Krankheit zum Verlust der Nase. Logischerweise wollte man derartige Nasenverluste wieder korrigieren, und so entwickelten die alten indischen Chirurgen eine Technik, um abgeschnittene Nasen wieder zu ersetzen.

Sie schnitten aus der Stirn, seltener aus der Wange, einen gestielten Hautlappen, drehten ihn und nähten diesen dann an die alte Nase an. Erst nach der völligen Anheilung wurde er an der Entnahmestelle abgetrennt und das transplantierte Hautstück nach und nach korrigiert. Dieses Prinzip des gestielten Hautlappens wird noch in der heutigen Zeit angewendet.

In Europa entwickelte man erst im Mittelalter ähnliche Techniken, zuerst in Italien. Möglicherweise hatte man Kenntnis der indischen Methode bekommen.

Als die Engländer die halbe Welt nach und nach eroberten und dabei im 18. Jahrhundert auch nach Indien kamen, erlebten sie derartige Nasenoperationen noch in sehr großer Zahl.

Der englische Chirurg CARPUE lernte diese Methoden dort kennen und nahm sie mit nach England. Durch die stark ausgebreitete Syphilis, die auch nicht selten zum Verlust der Nase führte, war hier inzwischen ein Bedarf für derartige Operationen entstanden. Carpue hatte mit dieser Methode auch offenbar recht gute Erfolge.

So hatte das alte Indien im ersten Jahrtausend vor unserer Zeitrechnung, wie wir gesehen haben, eine ganz erstaunlich hochentwickelte Chirurgie, die wir nur mit großem Respekt zur Kenntnis nehmen können. Es müssen sehr kluge und mutige Männer gewesen sein, die sich in jener Zeit mit der Chirurgie befaßten.

Bewundern müssen wir aber auch die Menschen jener Zeit, die sich solchen operativen Eingriffen unterzogen. Auch wenn man sich bereits bemühte, mit bestimmten Mitteln die Schmerzen zu lindern, mußten sie Unglaubliches ertragen. Wir können uns das kaum noch vorstellen.

Wir wissen heute, daß vieles vom Wissen der alten indischen Chirurgen im Laufe der Jahrhunderte nach Europa exportiert wurde. Den hohen Stand der indischen Chirurgen erreichte das Abendland aber erst 1500 Jahre später, und auch dann nur annähernd.

Die Chirurgie im antiken Griechenland

«Nenne, o Muse, den Mann mir . . .», so beginnt die Odyssee von Homer, jener Bericht von den Erlebnissen eines späten Heimkehrers aus dem Trojanischen Krieg. Viele Generationen von Gymnasiasten paukten die griechischen Hexameter und übersetzten sie in ein mehr oder weniger gutes Deutsch.

Den Gesängen Homers, der Ilias und der Odyssee, verdanken wir eine unvergleichliche Erzählung, aber auch ein ziemlich umfassendes Wissen der griechischen Chirurgie aus jener längst vergangenen Zeit.

Die Ilias erwähnt im Laufe ihrer dramatischen Gesänge nicht weniger als 147 verschiedene Verwundungen ihrer Helden. Sie beschreibt sie alle mit einer so unglaublichen Genauigkeit, daß ein sächsischer Oberstabsarzt des 19. Jahrhunderts einmal die Theorie aufstellte, Homer müsse wohl ein Militärarzt jener Zeit gewesen sein.

Wir können heute nicht mit absoluter Gewißheit sagen, ob Homer wirklich eine geschichtliche Persönlichkeit gewesen ist, aber es ist doch sehr wahrscheinlich, daß jener blinde Sänger, der etwa in das 8. vorchristliche Jahrhundert eingegliedert wird, wirklich gelebt hat. Eine andere Frage ist, ob er allein der Verfasser jener Epen war oder ob nicht mehrere sich hinter diesem Namen verbergen, ähnlich dem biblischen Moses, der wohl auch nicht der alleinige Verfasser der fünf Bücher Moses gewesen sein dürfte.

Um den Vorzug, die Geburtsstadt Homers gewesen zu sein, stritten sich später allein sechs verschiedene Städte, nämlich Smyrna, Rhodos, Chios, Kolophon, Salamis und Argos.

Lange Zeit blieben die Homerschen Gesänge eingefangen in den Kreis der Mythen und Sagen, ihre Wahrheit war ein Wunsch der Humanisten, im Zweifel verharrten die Realisten. Doch dann kam ein Mann, der der Wahrheit eine Gasse schlug.

Wir können heute nur den festen Glauben und die einmalige Zuversicht von Heinrich Schliemann (1822–1890), dem mecklenburgischen Pfarrerssohn, bewundern. Dieser Spätberufene war von der Geschichtlichkeit der Homerschen Gesänge felsenfest überzeugt, für ihn war es der Bericht eines Zeitzeugen. Schliemann opferte die besten Jahre seines Lebens und einen großen Teil seines beträchtlichen Vermögens, um mit seinen Ausgrabungen im letzten Drittel des 19. Jahrhunderts die Wahrheit dieser Epen zu beweisen. Es ist ihm gelungen, als Dilettant setzte er die wissenschaftliche Archäologie in Verwunderung. Schliemann gehört sicher zu den ganz großen Gestalten des vorigen Jahrhunderts. Er verlieh diesen alten Berichten aus der Tiefe der Vergangenheit den Glanz der Wirklichkeit. Alles das, was jener blinde Sänger aus einer längst vergangenen Epoche besungen hat, könnte doch einmal Wirklichkeit gewesen sein.

Die Gesänge berichten von Asklepios und von dessen Söhnen, die Ärzte im Heer der griechischen Belagerer gewesen sind, von Machaon und Podaleirios. Sie verbanden aber nicht nur die Wunden, sie schlugen sie auch ihren Feinden.

Das uns von den Künstlern der Antike übermittelte Bildnis des Asklepios, gestützt auf einem festen Wanderstab, der von einer Schlange umzüngelt wird, ist zum Wahrzeichen der Medizin geworden, dem Äskulapstab, ein Symbol, das bis in die heutige Zeit geblieben ist.

Etwa im 5. Jahrhundert vor unserer Zeitrechnung stieg dieser Asklepios dann in die Höhen des griechischen Götterhimmels auf, und man errichtete ihm viele Kultstätten.

Pausanias, ein Schriftsteller aus dem 2. Jahrhundert nach der Zeitenwende, fand in der Tempelanlage von Epidauros noch Inschriften, die über die vielen Wunderheilungen des Asklepios berichteten. Gegen Ende des 19. Jahrhunderts fand man noch einige Reste dieser Tafeln wieder.

Asklepios war chirurgisch sehr aktiv, die Entfernung von abgebrochenen Speer- und Pfeilspitzen aus allen Regionen des menschlichen Körpers war gewissermaßen sein Spezialgebiet.

Einiges von seinen berichteten Wundertaten können wir heute aber nicht mehr akzeptieren, sie sind zu unglaubwürdig.

Der bedeutendste Arzt der griechischen Antike, Hippokrates, nannte sich noch einen Asklepiaden, sein Name ist noch heute ein

Symbol für den Höhepunkt der griechischen Medizin.

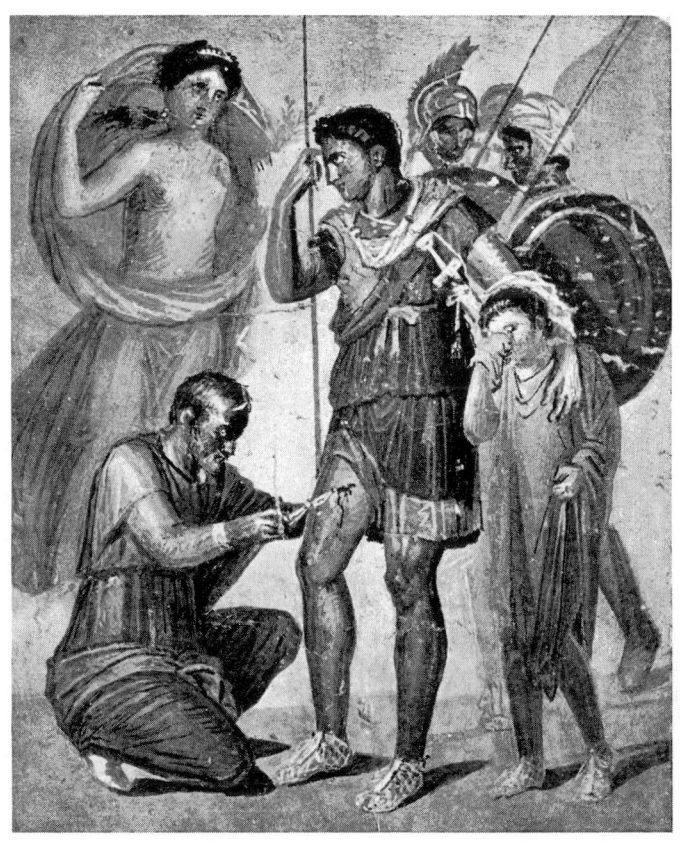

Der verwundete Äneas
(Wandgemälde aus Pompeji)

Hippokrates wurde 460 vor der Zeitenwende auf der Insel Kos geboren und starb 375 in Thessalien. Er war der Begründer der wissenschaftlichen Medizin. Er glaubte aber, daß das Wesen der Krankheiten in einer fehlerhaften Mischung der «Säfte» zu suchen sei. Der Anfang der griechischen Heilkunde und insbesondere der Chirurgie dürfte sich wohl nur wenig von jener der Nachbarvölker unterschieden haben. Das Wissen um diese Dinge mischte sich unter den Völkern des Mittelmeerraumes, die Erkenntnisse des Wissens und sicher auch ihre Fehler verteilten sich so, daß kaum wesentliche Unterschiede bestehen konnten.

Das hieß zu jener Zeit das Verbinden und Salben der Wunden, die Versorgung der Knochenbrüche, die Eröffnung von Eiteransammlungen, also Abszessen, und gelegentlich trat wohl auch die Anwendung des Brenneisens hinzu.

Eine Grabung in Mykene gab in jüngerer Zeit das Grab eines Mannes frei, der wegen einer schweren Schädelverletzung trepaniert worden war, so daß wir annehmen können, daß die Trepanation des knöchernen Schädels bereits geübt wurde, zumindest dort, wo man diesen Schädel gefunden hat.

Wir dürfen wohl mit einiger Wahrscheinlichkeit auch annehmen, daß die Amputation von Beinen und Armen ebenfalls schon gemacht werden konnte. Die Gesänge Homers und Bilder auf alten gefundenen Vasen deuten darauf hin.

Doch zurück zu Homers Ilias und der Odyssee, zum Trojanischen Krieg.

Der Trojanische Krieg soll volle zehn Jahre gewütet haben, etwa von 1194 bis 1184 vor unserer Zeitrechnung.

In Kleinasien und in Ägypten, einschließlich der zwischen ihnen liegenden Gebiete und Städte, tobte zu jener Zeit ein fast ununterbrochener Machtkampf. Im östlichen Mittelmeergebiet herrschten auf Kreta die Könige von Minoe. Auf dem Peloponnes hatte sich ein großes Kulturzentrum entwickelt. Mykene beherrschte sowohl politisch als auch wirtschaftlich das ganze Gebiet weit über den Peloponnes hinaus, bis nach Argolis. Die mykenische Kultur behielt ihren großen Einfluß über 400 Jahre lang.

Wie schildert nun Homer den Trojanischen Krieg, und wie kam es zu seinem Ausbruch?

46 Aus der Ilias wissen wir, daß Paris die schöne Helena raubte und

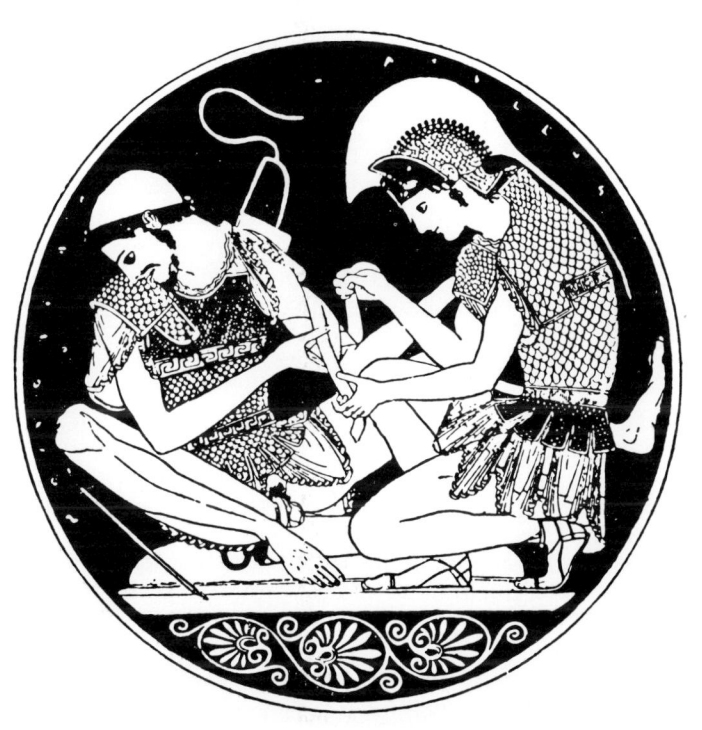

Achilles verbindet die Wunden des Patroklos
Rotfiguriges Vasenbild aus der Sosias-Vase um 460 v. Chr.

nach Troja entführte. War das aber wirklich der Grund für einen zehnjährigen Krieg?

Möglicherweise ist die Helena aber auch nur eine Art von Symbolfigur dafür, daß die östliche Kultur einen permanenten Raubzug gegen die der Griechen führte, zumindest wäre eine derartige Deutung nicht allzu unwahrscheinlich.

Der ungewöhnlich lange Krieg bestand aus harten Kämpfen und wurde listenreich geführt. Viele Wunden wurden geschlagen, und nicht wenige der großen Helden mußten sterben.

Die Ilias sagt uns auch an vielen Stellen, wer die Wundärzte waren, die während dieser langen Kämpfe die Verwundeten behandelten. So lesen wir im 4. Gesang:

Möcht es doch also sein, du Geliebtester, o Menelaos, aber es prüfe der Arzt die blutende Wund und lege Linderung darauf, um vielleicht die dunkele Qual zu zähmen. Sprach's und rief Talthybios schnell, den göttlichen Herold. Auf, Talthybios, eil und rufe mir schleunig Machaon, ihn, Asklepios Sohn, des unvergleichlichen Arztes.

Homer beschreibt jede Verwundung ganz genau, er benennt auch die ärztlichen und chirurgischen Maßnahmen, beschreibt sogar den Verlauf der Behandlung.

Wir lesen im 16. Gesang:

Auch Eurypylos traf ein fliegender Pfeil in die Lende, diesen pflegen umher vielkundige Ärzte mit Heilung.

Aber weil die Ärzte der Griechen nicht nur Wunden heilten, sondern sie auch den Feinden schlugen, so wurden sie auch selber verwundet, wie Patroklos und Machaon.

Das Sezieren menschlicher Leichen war im alten Griechenland streng verboten. Wenn nun aber sehr häufig anatomische Details berichtet werden, dann fragt man sich doch unwillkürlich, woher stammten diese Kenntnisse? Es liegt die Vermutung nahe, daß sich vielleicht doch nicht alle daran gehalten haben.

Aus dem 16. Gesang können wir sogar erfahren, daß man schon den Herzbeutel kannte, eine Kenntnis, die durchaus nicht so selbstverständlich war.

Sondern traf, wo ums Herz des Zwerchfells Hülle sich windet.

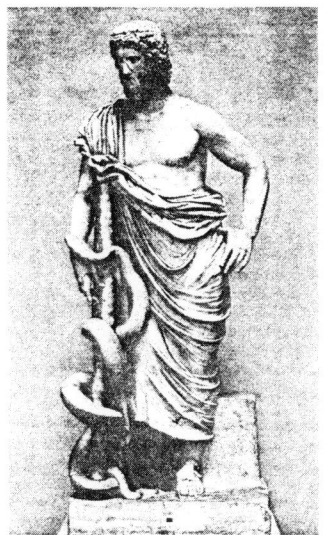

ASKLEPIOS

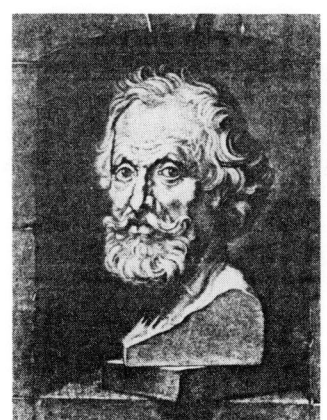

HIPPOKRATES

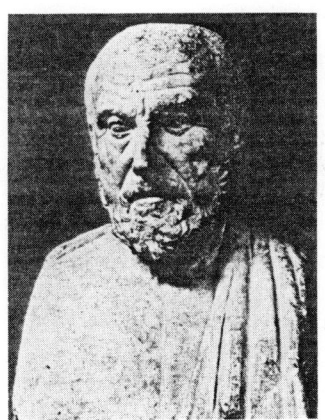

GALEN

Es wird sogar eine Lungenverletzung bei einer Schlüsselbeinverletzung beschrieben, mit Bluthusten. Wir lesen im 8. Gesang:

Als er die Sehn anzog, ihn am Schlüsselbein auf die Achsel zwischen Hals und Brust, wo am tödlichsten ist die Verwundung.

Ich möchte noch einige Beispiele nennen. Im 4. Gesang lesen wir:

Denn wie er vorwärts ging, traf jener die Warze an der Brust, rechts, daß gerad hindurch ihm der eherne Speer aus der Schulter drang und er selbst in den Staub taumelte.

Im 5. Gesang:

Als er vor ihm hinbebte, durchstach mit dem Speer ihm den Rücken zwischen der Schulterbucht, daß vorn aus dem Busen er vordrang.

Im 14. Gesang:

Unter der Brau ihm stach er die unterste Wurzel des Auges, daß ihm der Stern ausfloß und der Speer durchs Auge gebohret.

Im Gesang 16.:

Aber Idomeus traf Erymas Mund mit des Erzes Stoß, und es drang aus dem Nacken die eherne Lanze durchbohrend.

Im Gesang 5.:

Diesen traf, da er jetzt verfolgenden Lauf ihn ereilte, rechts hindurch ins Gesäß Mariones, daß ihm die Spitze vorn die Blase durchbohrend am Schambein wieder hervordrang.

Es ließen sich noch sehr viele Stellen der Ilias anführen, die eine nicht vermutete Kenntnis der menschlichen Anatomie erkennen lassen.

Alle Verletzungen des Bauchraumes enden in diesem großen Epos immer tödlich, wie es zu jener Zeit und noch sehr lange danach üblich war.

Auch für die erfolgten chirurgischen Maßnahmen ließen sich noch sehr viele Beispiele nennen. Ich möchte nur noch eine anführen, sie stammt aus dem 11. Gesang:

Hierauf streckt ihn der Held und schnitt mit dem Messer dem scharfen, den schmerzenden Pfeil aus der Lend, auch rein mit laulichem

Wasser wusch er das schwärzliche Blut, dann streut er die bittere Wurzel.

Bei den Ausgrabungen in Pompeji fand man ein noch gut erhaltenes Wandgemälde, es stellt das Herausschneiden eines Pfeiles aus dem Oberschenkel des Äneas dar.

Nicht nur die guten anatomischen Kenntnisse bei der Beschreibung der Wunden setzen uns heute ins Erstaunen, auch die chirurgischen Maßnahmen erscheinen durchweg sinnvoll und zeigen für die damalige Zeit ein hohes chirurgisches Niveau.

Das alles war die Chirurgie im Trojanischen Krieg, nicht aber die des alten Griechenlands, es war eine reine Kriegschirurgie. In den folgenden Jahrhunderten änderte sich noch sehr vieles. Machen wir also einen Sprung über einen großen Zeitraum, über ein halbes Jahrtausend.

Im 6. Jahrhundert vor unserer Zeitrechnung begann in Griechenland etwas ganz Neues, es begann eine Zeit des Denkens, die sich von vielen religiösen Vorstellungen löste und nach wissenschaftlichen Grundsätzen verlief. Man erkannte die Gesetze der Natur und suchte sie zu ergründen und zu definieren. Der blühende Handel und die erwachende Kultur schufen die Voraussetzungen dafür. Es war eine gewaltige Zeit, mit der eine lange Episode der Wissenschaft eingeleitet wurde.

Hier sind viele große Namen zu nennen, die dazu beitrugen, ein völlig neues Weltbild zu schaffen.

Thales von Milet(650–560 v. d. Z.), der große Naturphilosoph, nach Aristoteles der Begründer jener Philosophie, die stoffliche Prinzipien annimmt. Er soll schon die große Sonnenfinsternis 585 v. d. Z. vorausgesagt haben. Nach ihm wurde ein mathematisches Gesetz benannt, der Thaleskreis.

Anaximander von Milet (610–546 v. d. Z.) übernahm von den Babyloniern den Schattenweiser und bestimmte damit die Sonnenwenden. Er fertigte die erste Erdkarte und einen Himmelsglobus, lehrte, daß alle Dinge aus einem einfachen eigenschaftslosen Urstoff geschaffen seien, dem Apeiron.

Pythagoras von Samos (570–497 v. d. Z.), seine Entdeckung bestimmter rationaler Zahlenverhältnisse führte zu einer völlig neuen Lehre.

Heraklit von Ephesos (550–480 v. d. Z.), der große Naturphilosoph, seine Lehre findet sich wieder bei Hegel und Nietzsche, er beeinflußte die ganze Philosophie.

Demokrit von Abdera (geb. 460 v. d. Z.), der erste Systematiker der Philosophie.

Das sind nur einige der Großen jener Zeit, sie stießen mit der Kühnheit ihres Denkens viele Tore auf, sie leiteten eine völlig neue Zeit ein.

Das neue Denken war nicht mehr geleitet von den Vorstellungen der Symmetrie, der Harmonie, dem Gleichgewicht von Kräften und Gegenkräften in der Welt und im Menschen. Man löste sich endgültig von vielen alten Vorstellungen. Gleichzeitig gewann man die Erkenntnis, daß das Gehirn das zentrale Organ des Menschen sei, das Zentrum des Denkens und Fühlens. Das war sensationell zu jener Zeit, denn der viel spätere Aristoteles (384–322 v. d. Z.), der Lehrer Alexanders des Großen, bestimmte noch das Herz als die seelische und körperliche Zentrale.

Alkmaion, ein Schüler des großen Pythagoras, prägte erstmalig den Begriff der menschlichen «Gesundheit», völlig unabhängig und herausgelöst aus dem Götter- und Dämonenglauben, damals eine neue Betrachtungsweise.

Was mag jene Form des neuen Denkens für die damaligen Menschen wohl bedeutet haben, wie wurden sie dadurch beeinflußt? Wie wird sie auf die Ärzte eingeströmt sein?

Es war die Zeit, wo die griechische Medizin alle anderen Völker im Wissen mit Riesenschritten zu überflügeln begann. Demokedes (geb. etwa 550 v. d. Z.) wuchs in jener Zeit auf, und er war es, der die Chirurgie als unerläßlichen Bestandteil in alles ärztliche Handeln einfügte. In späterer Zeit war er Stadtarzt in Athen und wurde Leibarzt des Polykrates, des Herrschers auf der Insel Samos.

Schiller hat in seinem Drama «Der Ring des Polykrates» das Schicksal dieses Fürsten in dichterischer Freiheit beschrieben. Die Perser überlisteten und besiegten ihn und ließen ihn den schmählichen Tod am Kreuz sterben. Demokedes wurde durch die Niederlage zum Sklaven der Perser und hatte ein sehr schweres und ungewohntes Los zu ertragen.

Als der persische Herrscher Dareios vom Pferd stürzte und seine ägyptischen Ärzte ihm nicht zu helfen vermochten, da kam die große Stunde des Demokedes.

Man erinnerte sich an den Sklaven, der Arzt sein sollte, und nahm ihm die Ketten ab. Man führte ihn vor den König, und ihm gelang es, die Sprunggelenkluxation des Dareios zu heilen. Zum Dank wurde Demokedes mit Geschenken überhäuft, und auf seine Bitte wurden die anderen griechischen Ärzte vom Sklavendasein erlöst.

Als die Gemahlin des Dareios erkrankte, Atossa mit Namen, wurde wieder Demokedes geholt. Er behandelte das Brustgeschwür der Königin und hatte das Glück, es heilen zu können. Dareios gab dem Arzt daraufhin einen Wunsch frei. Demokedes wünschte sich seine Rückkehr nach Griechenland, die ihm auch gewährt wurde. Er ging nach Kroton und durfte seinen ganzen neuerworbenen Reichtum mitnehmen, ein abenteuerliches Schicksal jener Tage.

Das 5. Jahrhundert v. d. Z. brachte erhebliche politische Veränderungen im Mittelmeerraum, das Reich der Perser brach zusammen, und die Griechen hatten viele heroische Kämpfe mit ihren Nachbarvölkern zu bestehen. Die endlosen Kriege waren wieder ein reiches Betätigungsfeld für die Chirurgen.

Dieses Jahrhundert brachte auch die hippokratische Medizin hervor. Von Hippokrates kennen wir zwar seine Lehre, aber von ihm persönlich und seinem Leben wissen wir wenig. Wie bereits erwähnt, wurde er auf Kos etwa um 460 geboren und starb 375 v. d. Z. in Thessalien. Sein Grab soll an der Straße von Larissa nach Gyrton gelegen haben. Hippokrates ist im Laufe seines Lebens sicher sehr viel gereist. Platon, der große Philosoph, ein Schüler des Sokrates (427–347 v. d. Z.), erwähnt Hippokrates in seinen Schriften mehrere Male.

Wenn wir auch aus dem Leben des Hippokrates wenig wissen, er war der Arzt unter den Ärzten und prägte eine ganze medizinische Epoche. Die von ihm hinterlassene Schrift «Corpus hippocraticum» faßt all sein Wissen und Wirken zusammen, sie ist ein Dokument der Medizin seiner Zeit.

Was wissen wir aber von der Chirurgie jener Zeit?

Wir wissen, daß schon im 7. Jahrhundert v. d. Z. griechische Söldner in ägyptischen Diensten standen, mit hoher Wahrscheinlichkeit waren darunter auch griechische Ärzte. Man kann also davon ausgehen, daß die ägyptische Chirurgie den Griechen nicht unbekannt war. Sie hatten wahrscheinlich von den Ägyptern sehr viel übernommen.

Der Wissensstand der Chirurgen war offenbar ziemlich weit fortgeschritten, zumindest in einigen Bereichen. Sie hatten schon große Erfahrung in der Behandlung von Wunden, verstanden Knochenbrüche zu behandeln und ausgerenkte Gelenke wieder zu reluxieren. Noch in der heutigen Zeit werden Gelenke zum Teil nach den damaligen Methoden wieder eingerenkt.

Man wußte schwere Verletzungen des knöchernen Schädels sinnvoll zu behandeln. Brustkrebse wurden mit dem Brenneisen ausgebrannt. Bauchverletzungen mit Eröffnung der Bauchhöhle oder Verletzung des Darmes galten als absolut tödlich. Das Messer wurde auch nur eingesetzt, wenn es wirklich unerläßlich war.

Einiges war nach heutigen Gesichtspunkten allerdings auch falsch. So ist es uns heute unverständlich, daß bei schweren Blutungen, die man anders nicht zu stillen imstande war, ein kräftiger Aderlaß gemacht wurde. Die Blutung stand dann natürlich, weil der Verletzte so ausgeblutet war, daß kein Blut mehr hervorströmen konnte. Das war nicht nur unsinnig, sondern dürfte vielen Verletzten wohl auch das Leben gekostet haben. Leider wurde es aber auch im Europa des Mittelalters noch so gemacht. Die Unterbindung von Gefäßen war noch weitgehend unbekannt. Die Ursache für diese Fehlleistungen lag aber in den damaligen anatomischen und physiologischen Vorstellungen; darauf komme ich noch einmal zurück.

Die anatomischen Kenntnisse beschränkten sich auf die Gliedmaßen und den äußeren Körper. Von der Brusthöhle und der Bauchhöhle wußte man nur sehr wenig, und davon war noch vieles falsch.

Die Chirurgie ist gebunden an gute anatomische Kenntnisse, und da diese fehlten, hemmte das auch die Chirurgie. Es läßt sich wohl sagen, daß die Kenntnisse der menschlichen Anatomie seit Troja verkümmert waren.

Das Sezieren von menschlichen Leichen war im 5. Jahrhundert v. d. Z. in Griechenland aus religiösen Vorstellungen heraus so gut wie unmöglich. Die Sektion von Tieren war zwar nicht verboten, wurde aber kaum geübt. Die Grundlagen der hippokratischen Medizin bedurften der anatomischen Kenntnisse nicht, sie ging vom Gleichgewicht der Kräfte aus. Die gesamte innere Medizin jener Zeit war eine Domäne der Säftelehre. Die Chirurgie war zwar ein Teil der ärztlichen Kunst, wurde aber nur in den bereits beschriebenen Bereichen geübt.

Da der hippokratische Eid ausdrücklich das «Schneiden» verbot und vorschrieb, es denen zu überlassen, die diese Tätigkeit ausüben, muß es also schon damals neben den Ärzten einen zweiten Stand gegeben haben. Wir können aber aus den alten Quellen nicht ersehen, um welche Art von «Wundärzten» es sich da gehandelt hat, möglicherweise gab es schon einen handwerklich chirurgischen Stand. Trotz aller ärztlichen Zurückhaltung gegenüber der Chirurgie gab es aber auch zu jener Zeit schon einige spektakuläre Ereignisse.

Praxagoras (geb. etwa 340 v. d. Z.) soll der erste Chirurg gewesen sein, der eine Bauchhöhle mit dem Messer eröffnet hat. Es wird berichtet, daß er Darmverschlüsse durch Einklemmung bereits operiert hat. Natürlich können wir nicht sicher sein, daß diese Berichte wirklich stimmen.

Bis etwa zum Jahre 300 v. d. Z. war Kos das medizinische Zentrum jener Welt, dann aber verlor es seine herausragende Bedeutung. Das Zentrum der medizinischen Wissenschaft wurde Alexandria. Diese Stadt hatte auf ihrem Höhepunkt fast eine Million Einwohner und übte eine erhebliche Anziehungskraft aus. Unter anderen haben Archimedes (287–212 v. d. Z.) und Ptolemaios (2. Jahrhundert n. d. Z.) dort gelebt.

Schon kurz nach der Gründung von Alexandria kam Herophilos, ein Schüler von Praxagoras, in diese Stadt. Dort galten die Verbote von Sektionen nicht, und Herophilos war der erste, der menschliche Leichen sezierte. Er war damit der Begründer der menschlichen Anatomie. Noch heute benennen wir einen ganz bestimmten Darmanteil, den «Zwölffingerdarm» – lateinisch «Duodenum» –, mit diesem Namen, der von Herophilos geprägt wurde. Er führte die Pulszählung ein und maß ihn mit der gerade erfundenen Wasseruhr. Für ihn war das Gehirn das nervliche und gefühlsmäßige Zentrum des Menschen. Von seiner ausgeübten Chirurgie haben wir leider keine Kenntnis, sein Lebenswerk war die menschliche Anatomie. Celsus behauptete, daß Herophilos aus einem unstillbaren Wissensdurst auch lebende Menschen seziert habe, angeblich waren es zum Tode verurteilte Verbrecher.

Nach Herophilos kam Erasistratos (310–250 v. d. Z.) nach Alexandria. Er studierte besonders das menschliche Herz und gewann auch neue Erkenntnisse. Er erkannte die Herzklappen und ihre Funktion. Erasistratos wurde unheilbar krank und gab sich auf der Insel Samos selbst den Tod durch Gift.

Nach Herophilos und Erasistratos verlor sich das Interesse an der menschlichen Anatomie wieder.

Aus jener Zeit machte die Chirurgie aber zwei wichtige Entdeckungen, man erfand die Gefäßunterbindung und bei drohender Erstikkung den Kehlkopfschnitt.

Etwa um 200 v. d. Z. begann sich die Chirurgie etwas von der Medizin zu lösen, es kamen Ärzte, die sich vorwiegend mit Chirurgie befaßten. Offenbar bestand dafür ein gewisses Bedürfnis, zumal die Mehrzahl der Ärzte dieses Gebiet vernachlässigten.

Vom chirurgischen Arzt Dioskurides, der im ersten Jahrhundert nach der Zeitenwende gelebt und gearbeitet hat, wird schon bekundet, daß er schmerzstillende Tränke verwendet haben soll.

Es wird berichtet, daß er dazu Extrakte aus der Mandragorawurzel, gemischt mit Opium, verwendete, um die Operationen wenigstens etwas weniger schmerzhaft zu gestalten.

Alexandria war die Hochburg der Medizin und blieb es auch noch nach der Eroberung durch die Römer.

Zu jener Zeit trat ein berühmter Operateur des Blasensteins in Alexandria auf, sein Name war Meges. Er hatte ein für diese Operation besonders geformtes Messer erfunden, das «Megesmesser», damals sicher ein bedeutender Fortschritt.

Alle diese Kenntnisse verdanken wir Celsus, der sie in seinem Werk «De medicina libri octo» ausführlich beschrieben hat.

Dann kam ein neuer Abschnitt der Medizin.

Unter der Regierung von Marcus Aurelius, der in der Zeit von 161 bis 180 nach der Zeitenwende regierte, kam ein neuer großer Arzt, er hieß Galenus und war 129 nach Christus in Pergamon geboren worden. Er faßte das gesamte Wissen der antiken Heilkunde einheitlich zusammen. Sein Name war damals absolute Autorität und blieb es bis über das Mittelalter hinaus, fast bis ins 17. Jahrhundert.

Galenus war eine Zeitlang auch Gladiatorenarzt in Rom. Dort schrieb er auch eine lange Abhandlung über die Heilkundigen und Scharlatane der Stadt.

Galenus soll viele Sektionen vorgenommen haben, an denen das Publikum aus Sensationslust gerne teilnahm. Dabei handelte es sich aber wohl nur immer um tierische Leichen, von Sektionen an menschlichen Leichen ist nichts Sicheres bekannt. Galenus hat sicher nicht selten operiert. Es ist bekannt, daß er einmal einen Teil des erkrankten Brustbeines entfernen konnte, eine große Leistung in jener Zeit. Galenus war auch der Leibarzt des Kaisers.

Das schriftliche Werk, das er uns hinterlassen hat, ist sehr umfangreich, er muß ein sehr fleißiger Arbeiter gewesen sein. Er orientierte sich stark an Hippokrates, griff die Lehre von den Säften auf und baute sie erheblich aus.

Galenus blieb über viele Jahrhunderte die große und unangreifbare Kapazität. Seine Lehre wurde ohne Kritik übernommen und war wie ein Dogma. Leider verhinderte man damit auch jegliche Forschung und jeden Zweifel. Er hat im Mittelalter und auch noch in der Renaissance lange verhindert, neue Denkweisen in der Medizin aufkommen zu lassen.

Noch einmal tauchte der Namen eines großen Chirurgen auf, es war Antyllos, ein Zeitgenosse Galenus'. Er hat als erster ein sogenanntes Aneurysma operiert. Das ist eine krankhafte Erweiterung einer Arterie. Er hat es natürlich nicht nach heutigen Methoden gekonnt, er resezierte es und unterband beide Arterienstümpfe. Das ließ sich natürlich nur an Gefäßen machen, die noch eine andere Durchblutung ermöglichten. Für die damalige Zeit aber eine Großtat der Chirurgie. Antyllos war damit der erste Gefäßchirurg.

Mit diesem großartigen Chirurgen endete dann die Reihe der großen Ärzte und Chirurgen jener Zeit in Griechenland.

Chirurgie der Araber

Im langsamen aber unaufhaltsamen Niedergang der hellenischen und römischen Kultur trat im Vorderen Orient ein Ereignis von großer Tragweite ein, das eine völlig neue Zeit, eine ganz neue Epoche einleitete. Mohammed, der wortgewaltige und sehr kämpferische Prophet des Islam (570–632 n. d. Z.), schuf eine völlig neue Religion. Er führte die arabischen Völker aus der Vielgötterei heraus, lehrte sie an einen einzigen Gott zu glauben und gab ihnen neue Gesetze. In kurzer Zeit verbesserte er die Moral und den Wohlstand und eroberte weite Gebiete Arabiens. Nach seinem Tode, er starb schon mit 62 Jahren, eroberten seine Nachfolger weiter Land um Land. Schon 9 Jahre nach seinem Tode zogen die islamischen Araber in das große Alexandrien ein. Sie herrschten bald in ganz Nordafrika und zogen über die iberische Halbinsel auch im Süden Europas ein. So herrschte der Islam über ein gewaltiges Reich, die ganze antike Welt wurde nun islamisch.
Die Araber eroberten aber auch die Schätze und das weit überlegene Wissen der griechisch-römischen Welt mit allen Schriften und Bibliotheken.
Es sprach für die Klugheit der neuen Eroberer, daß sie sich Andersgläubigen gegenüber bemerkenswert tolerant verhielten, denn sie wußten wohl, daß sich nur mit ihnen der Handel und das Handwerk voll entfalten konnte. Sie ließen es zu, daß Christen und Juden, Griechen und Römer auch an den Stätten des Wissens weiter tätig blieben.
Die Araber sogen allmählich das ganze Wissen der antiken Welt in sich auf, so wurden fast alle Schriften des Wissens im Laufe des 9. Jahrhunderts aus dem Griechischen und Lateinischen in die arabische Sprache übersetzt. Die Wissenschaft bekam einen neuen, kräftigen Impuls, nahm einen neuen Aufschwung.
Obwohl das alte hellenische Wissen noch eine lange Zeit überwog, 59

bekam es nach und nach doch ein arabisches Gesicht. Die Araber förderten die Wissenschaften aller Bereiche und konnten den Wissensstand jener Zeit auch in allen Sparten ganz erheblich erweitern.

Sie schufen aber auch neue Wissensbereiche, wie die Chronologie, Algebra und Trigonometrie.

Die Araber gründeten neun große Medizinschulen, darunter die in Bagdad und Isfahan. Viele große Ärztepersönlichkeiten gingen aus ihnen hervor, wie Rhases, Ali ibn Abbas, Abul-Kasim. Die arabische Medizin überflügelte die von Byzanz.

Die mathematische und die Naturwissenschaft erlebten ihre höchste Blüte in der Zeit vom 10. bis ins 12. Jahrhundert.

Im 12. Jahrhundert kam es dann zu einer großen Rückübersetzungswelle aller wissenschaftlichen Werke, diesmal vom Arabischen ins Lateinische. Die Auslegungen und Kommentare der arabischen Wissenschaftler beflügelten eine Wiedererweckung und Rückbesinnung auf die alte hellenische Kultur.

Aber Höhepunkte sind auch nicht selten zugleich eine Wende, und so erstarrten Ende des 15. Jahrhunderts die arabische Kultur und Wissenschaft. Ihre Zeit war vorbei, der Rückgang war unaufhaltsam. Aber noch in der Zeit der Renaissance stand die arabische Wissenschaft und Kultur in Europa in hohem Ansehen. Die Zeit der Araber hat in der Nomenklatur der Wissenschaften viele Namen hinterlassen, die noch heute geläufig sind, sie entstammen jener Epoche.

In der Astronomie sind es zum Beispiel das Wort Zenit und eine Reihe von Sternennamen, in der Mathematik die Namen Algebra, Sinus, Cosinus, und in der Chemie entstammen Namen wie Alkohol und Elixier dem Arabischen. Auch die Ziffern, die wir heute benutzen, sind ein Erbe der arabischen Epoche. Aber arabische Ärzte haben auch in der Medizin sicher Bedeutendes geleistet. Der Araber Aharun beschrieb erstmalig genau die Pocken, Ali ibn Abbas gab einen umfangreichen Kanon der gesamten Medizin heraus und Ali ben Isa schrieb ein gutes Buch über die Krankheiten der Augen. Es wäre hier noch sehr vieles anzuführen.

Nur die Anatomie blieb ein Stiefkind, sie gewann in der arabischen Epoche so gut wie nichts. Der Koran hatte das Zergliedern menschlicher Leichen streng verboten. Ohne anatomische Kenntnisse, ohne eine Erweiterung dieses Wissensgebietes konnte aber die Chirurgie keine Fortschritte machen.

Die Chirurgie der Araber wurde so betrieben, wie sie am Ende der griechisch-römischen Zeit gewesen ist. Es änderte sich kaum etwas Wesentliches.

Es gab eigentlich für die Chirurgie nur zwei kleine Neuerungen. Die Araber waren es, die zum ersten Male eine Wunde mit Nahtmaterial nähten, das aus tierischen Därmen gewonnen wurde. Derartiges Material ist auch heutzutage noch üblich, die sogenannten Cat-Fäden werden aus tierischen Därmen gewonnen, aus Schafsdärmen, allerdings sind sie heute ohne Antigene und steril.

Noch etwas anderes ist erwähnenswert.

Um bei den Amputationen von Gliedmaßen die Blutung möglichst gering zu halten, amputierte man mancherorts mit glühenden Messern.

Alles andere blieb in der arabischen Chirurgie praktisch unverändert. Sie hatte am Ende des 15. Jahrhunderts kaum einen wesentlich höheren Standard, als die Hellenen ihn fast 2000 Jahre zuvor bereits erreicht hatten. Es gibt wohl wenige Gebiete des Wissens, die für den Fortschritt einen so langen Weg zurücklegen mußten.

Immerhin hat die arabische chirurgische Epoche auch für den späteren Fortschritt beigetragen, sie hat das Wissen der Antike gepflegt und bewahrt.

Auch aus dem persischen Raum, der ja schon frühzeitig vom Islam erobert wurde, ist nichts Fortschrittliches zu berichten. Wir wissen nur wenig darüber, obwohl einige der arabischen Ärzte persischer Abstammung waren.

Das Mittelalter und seine Ärzte

Wie ich bereits erwähnte, bestand fast in allen Völkern eine sehr enge Bindung zwischen Religion und der Heilkunde. Es war gar nicht so leicht, diese beiden zu trennen und der Medizin einen eigenen, wissenschaftlichen Weg zu bahnen. Wir wissen, daß die ersten christlichen Jahrhunderte auch noch mehr vom heilenden Christus, dem göttlichen Arzt, beherrscht wurden und erst später vom leidenden Christus verdrängt wurde.

Bei Beginn des Mittelalters gab es aus diesem Grunde noch eine sehr enge Bindung zwischen den Priestern und den Ärzten. Es waren vor allem die Klöster, die das überlieferte Wissen um die Heilkunde bewahrten und sie größtenteils auch ausübten. Die gesamte Medizin war in ihrem Wissensstand nichts als eine späte Tochter der Antike.

Als die irischen Mönche im 7. Jahrhundert in Mitteleuropa ihre Missionstätigkeit begannen, da brachten sie unter anderem auch die hier vergessenen Werke der Antike mit. Diese Bücher hatten auf den angelsächsischen Inseln den Sturz des römischen Weltreiches überlebt und so das große Wissen der Antike in das Mittelalter hinüber gerettet.

Es waren in der Heilkunde hauptsächlich die Werke des Hippokrates und Galenus. Allerdings waren sie immer und immer wieder abgeschrieben worden, nicht stets von sachkundigen Schreibern, häufig wohl auch kommentiert und ausgelegt worden. Es ist also gut vorstellbar, daß diese Abschriften voller Fehler und Umdeutungen waren.

Unter diesen antiken Werken befand sich aber auch die Naturgeschichte des Plinius (23–79 n. d. Z.), die «Naturalis historia», sie hatte auf die Formung und Verselbständigung der Naturwissenschaften mit Sicherheit einen ganz erheblichen Einfluß.

In den Klöstern entstanden große Bibliotheken, die alle zur damaligen Zeit bekannten wissenschaftlichen Erkenntnisse geordnet zusammenfaßten.

In vielen Klöstern wurde die sogenannte «Physica» unterrichtet, das waren Mathematik, die Astronomie und Geometrie. Auf Anordnung Karls des Großen erfolgte dann später auch eine genau festgelegte Unterrichtung in der medizinischen Heilkunde.

Die medizinische Wissenschaft stand zu jener Zeit auf zwei festen und unumstößlichen Füßen, das waren die Humoralpathologie des Hippokrates und die an diesen anknüpfenden Auslegungen des Galenus.

Was war nun der wesentliche Inhalt dieser Lehren?

Nach Hippokrates beruhte die menschliche Gesundheit auf der Ausgeglichenheit aller Säfte. Man unterschied davon vier verschiedene Arten, die auch zugleich die vier damals unterschiedenen «Temperamente» bestimmten. Das waren:

Blut	– entsprechend dem Sanguiniker,
Schleim	– entsprechend dem Phlegmatiker,
schwarze Galle	– entsprechend dem Melancholiker,
gelbe Galle	– entsprechend dem Choleriker.

Man glaubte damals, daß grundsätzlich einer dieser vier Säfte im menschlichen Körper überwiegen würde und damit auch den Charakter bestimme.

Diese Bezeichnungen sind ja auch heute noch üblich, es wird nur wenigen bekannt sein, daß sie auf die Säftelehre des Hippokrates und Galenus zurückzuführen sind.

Aus dieser Lehre erklären sich auch zwei Dinge, die in der antiken Heilkunde eine ganz wesentliche Rolle spielten, nämlich die Harnschau und der Aderlaß.

Aus der ersten wollte man erkennen, in welcher Weise das Gleichgewicht der Säfte gestört war, und mit dem Aderlaß sollte dieses Gleichgewicht wieder hergestellt werden. Die damals noch vorhandenen, uns heute unsinnig erscheinenden Vorstellungen über den Kreislauf, auf die ich später noch zurückkomme, machten es möglich, den zumeist schädlichen Aderlaß so lange Zeit als Heilmaßnahme anzusehen und zu betreiben.

Die Chirurgie wurde von den akademisch gebildeten Ärzten fast
64   völlig vernachlässigt, wozu allerdings das kirchliche Verbot für die

Mönchsärzte, sich chirurgisch zu betätigen, ja nicht einmal solchen chirurgischen Maßnahmen beiwohnen zu dürfen, ganz entscheidend beigetragen haben mag. Die Chirurgie wurde eine sehr zweitklassige Tätigkeit und die Chirurgen zu einem nicht sehr geachteten Stand degradiert. Sie waren Handwerker, keine Ärzte, und hatten gegen unglaubliche Vorurteile zu kämpfen.

Sektionen, die für den Fortschritt der Chirurgie unerläßlich gewesen wären, wurden generell nicht vorgenommen. Gelegentlich sezierte man zwar Tiere, die aber kaum das Wissen erweitert haben dürften, zumal man sehr großzügige Schlüsse auf die menschliche Anatomie zog.

Diese Tiersektionen dienten außerdem wohl auch kaum dem Zweck, die anatomischen Kenntnisse zu erweitern und zu bereichern, der Hauptgrund lag vielmehr darin, die Lehren des Galenus immer und immer wieder zu bestätigen. Es spielte dabei keine Rolle, daß diese Lehre und die Ergebnisse der Erkundungen eines tierischen Körpers nicht in Einklang zu bringen waren. Man beharrte auf dem Überlieferten und wollte irgendeinen Zweifel gar nicht aufkommen lassen.

Es gab innerhalb Europas aber auch Ausnahmen, allerdings fast nur im Süden. Im Jahre 930 n. d. Z. ordnete der Senat von Venedig an, daß jährlich mindestens eine menschliche Leiche zu sezieren sei. Man verwendete dafür zum Tode verurteilte Verbrecher.

Man kann allerdings sehr bezweifeln, ob die Art und Ausführung dieser Sektionen die mangelhaften anatomischen Kenntnisse zu erweitern vermochten. Der hochgelehrte Professor saß bei einer derartigen Leichenöffnung auf einem hohen Stuhl, las aus einem Buch die anatomischen Einzelheiten vor, so wie sie aus der Antike überliefert waren, und ein Barbier demonstrierte dann die Einzelheiten der von ihm geöffneten Leiche. Der gelehrte Professor stieg dabei nie von seinem «Lehrstuhl» herunter, die Leiche berührte er schon gar nicht.

Es ist von solchen Sektionen auch niemals von einer neuen anatomischen Erkenntnis berichtet worden.

Man beharrte im absoluten Autoritätsglauben, versuchte mit allen Handlungen lediglich die aus der Antike vermittelten Lehrsätze zu bestätigen. Zweifel oder eigene Forschung war nicht erwünscht. Es wiederholte sich in Europa damit ein Vorgang, wie er bereits am

Ende der griechischen Antike zu beobachten war, auch zu jener Zeit versiegte jede Forschung, man begnügte sich mit dem unkritischen Kopieren des Überlieferten.

So ist es wohl nicht verwunderlich, daß sich in der Ausübung der Chirurgie bald auch zwielichtige Gestalten fanden, die dieser Disziplin ganz wesentlich geschadet haben.

Im Süden Europas, wo die griechische Antike wesentlich stärker verhaftet geblieben und auch selbst während der islamischen Epoche besser bewahrt worden war, sah das alles etwas anders aus.

Bleiben wir zunächst etwas im Süden.

Theoderich und vor allem sein kluger Berater Cassiodorus hatten schon im 6. Jahrhundert den äußerst desolaten Zustand der wissenschaftlichen Bildung sehr richtig erkannt. Sie suchten nach neuen Wegen, um diesen unhaltbaren Zustand zu verbessern. Cassiodorus bemühte sich, in Rom eine neue große Universität zu gründen, konnte sich aber gegenüber dem Klerus nicht durchsetzen. So suchte er eine andere Lösung und fand sie schließlich auch.

Cassiodorus hatte in Süditalien sehr große Besitzungen, einen Teil davon stellte er großzügig zur Verfügung. Er gründete darauf Mitte des 6. Jahrhunderts eine Bildungsinstitution, in der sich die Mönche ganz dem Studium der Wissenschaften hingeben konnten, darunter auch der Medizin.

Leider kam die Chirurgie auch dieses Mal wieder zu kurz, die Lehre des Galenus beherrschte noch zu sehr die Köpfe jener Zeit.

Die neue Mönchsakademie, so meinte Cassiodorus, ermöglichte die Bewahrung alles damals angesammelten Wissens.

Cassiodorus hatte sehr richtig erkannt, daß nur eine Institution wie die Kirche in jener Zeit in der Lage war, eine derartige Wissensbewahrung zu gewährleisten.

In dieser neuen Akademie arbeiteten bald Mönche aus allen möglichen Ländern, darunter aus Irland, Italien, Spanien und Frankreich.

Zwischen Neapel und Rom liegt das große weltbekannte Kloster Monte Cassino. Es wurde im Jahre 529 auf bereits vorhandenen alten Fundamenten erbaut, ein ungewöhnlich imposanter Bau. Im 2. Weltkrieg wurde es leider von den Amerikanern fast völlig zerstört. Nach dem Wiederaufbau steht es heute wieder in altem erhabenem Glanz da.

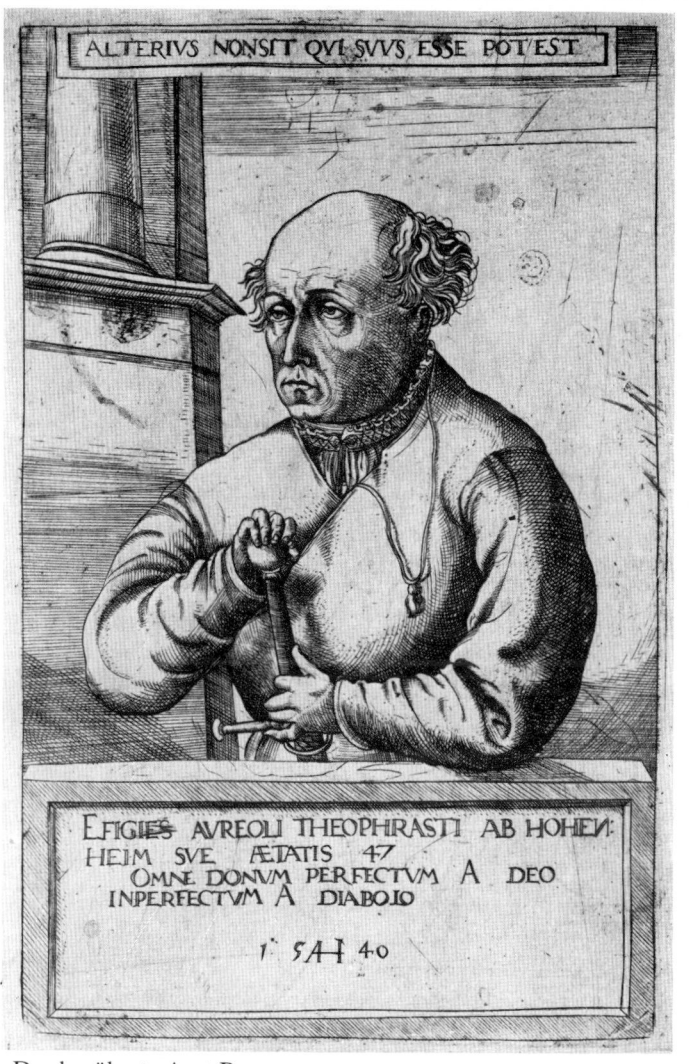

Der berühmte Arzt PARACELSUS.
Philippus Aureolus Theophratus von Hohenheim (1493–1541)
Kupferstich von Augustin Hirschvogel um 1540
Ehem. Staatliche Museen Berlin, Kupferstich-Kabinett

Als die Benediktinermönche dieses Kloster übernahmen, da pflegten sie auch den wissenschaftlichen Bereich der Medizin. Sie studierten und lehrten ihn aber nicht nur, sie praktizierten ihn auch.

Sie schufen im Kloster eine neuartige Einrichtung, die es ihnen ermöglichte, die Kranken auch stationär zu pflegen und zu behandeln, ein sogenanntes «Infirmarium». Diese Einrichtung machte sehr schnell Schule, und es dauerte nicht lange, bis auch andere Klöster sich eine derartige Einrichtung zulegten, z. B. Fulda, St. Gallen, Tours und andere.

Zu jener Zeit war noch Latein die Sprache der Wissenschaft, ihre Beherrschung war eine unabdingbare Voraussetzung für jede wissenschaftliche Betätigung. Da die Mönche diese Sprache durchwegs beherrschten, bildeten die wissenschaftlichen Bibliotheken für die Mönche eine ergiebige Wissensquelle.

Von einer chirurgischen Betätigung der Mönchsärzte ist kaum etwas bekannt, aber wahrscheinlich werden sie doch Wunden und Knochenbrüche versorgt haben.

Um das Jahr 1000 wurde aber in Monte Cassino eine berühmte Operation vorgenommen, sie ist sogar auf einem Relief von Riemenschneider im Bamberger Dom verewigt.

Es war die Operation eines Blasensteins des späteren Kaisers Heinrich II.

Heinrich war damals erst 27 Jahre alt und noch Herzog von Bayern, er wurde erst danach König und 1014 vom Papst zum deutschen Kaiser gesalbt.

Heinrich hatte sich zu dieser Operation entschlossen, weil laufende Fieberschübe und sehr starke Schmerzen ihm keine andere Wahl ließen. Die Operation soll angeblich ein chirurgisch erfahrener Mönch vorgenommen haben, was aber nicht sicher ist. Die Kinderlosigkeit Heinrichs ist wahrscheinlich eine Folge dieser Blasensteinoperation. Jahre später bildeten sich bei ihm erneut Steine, und er starb schon im Jahre 1024 an diesen Leiden.

Für die Chirurgie gab es aber auch zu jener Zeit Sternstunden, und einer dieser Sterne war Roger von Salerno, sein voller Name war Rogerius Frugardi von Salerno.

Er war es, der im 12. Jahrhundert die Chirurgie der Antike wieder zu neuem Leben erweckte. Leider wissen wir von ihm selber nicht viel, aber von seiner Kunst sind uns viele Zeugnisse geblieben.

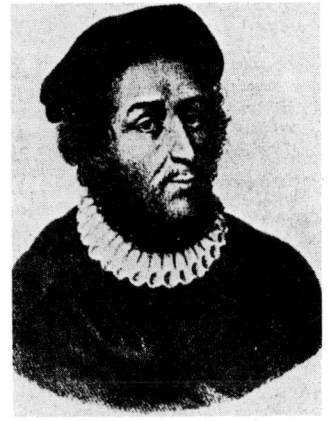

GUY DE CHAULIAC
(1300–1368)

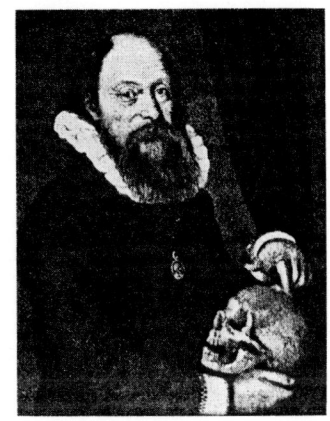

FABRY VON HILDEN
(1560–1643)

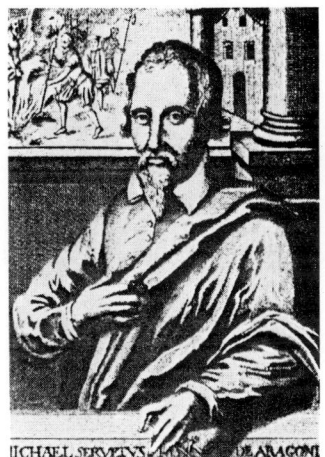

MIGUEL SERVETO
(1510–1553)

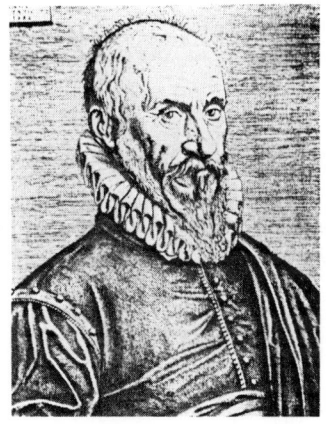

AMBROISE PARÈ
(1510–1590)

Offenbar war Roger Langobarde, entstammte also einem Volk, das erst im Laufe der Völkerwanderung nach Italien gekommen war.

Roger muß sehr viele Operationen ausgeführt haben, offenbar auch mit überdurchschnittlichem Erfolg. Seine Schüler haben uns hinterlassen, daß er alles, was man damals operieren konnte, auch operiert hat, vom Leistenbruch bis zur Trepanation des Schädels. Roger machte das Messer wieder zum Hauptwerkzeug des chirurgischen Arztes.

Roger muß aber auch schon sehr fortschrittlich gedacht und ständig nach neuen, besseren Wegen gesucht haben. Er stellte gebrochene Gliedmaßen bereits ruhig, dazu benutzte er Verbände aus einer Mischung von Mehl und Eiweiß. Das erinnert bereits an den noch heute üblichen Gipsverband.

Roger fand auch eine neue Methode, um festsitzende Pfeile schmerzloser und leichter entfernen zu können. Dazu ließ er eine besondere Armbrust bauen, die den festsitzenden Pfeil gewissermaßen aus der Wunde «herausschoß».

Verletzungen, die zu jener Zeit so aussichtslos waren, daß man nur noch den Trost zum Sterben spendete, ließen Roger aber nicht untätig sein. Er machte immer noch einen Versuch, um zu helfen, und sehr häufig blieb er auch der Sieger über fest eingefahrene Dogmen. So operierte er schon Bauchverletzungen durch Schwerthiebe, bei denen der Darm verletzt worden war. Er nähte den Darm über ein Stück Rohr des Hollunders, wobei das Rohr die Durchlässigkeit des Darmes gewährleisten sollte. Es ist nicht bekannt, wie oft ein Verletzter so eine Operation überlebt hat, aber allein der Versuch, mit neuen Maßnahmen gegen alte Voreingenommenheiten anzugehen, kennzeichnen diesen großen Mann.

Roger war kein verharrender Geist, er forschte und wagte, er wollte nichts unversucht lassen.

Ein guter Freund von Roger, Guido von Arezzo, der Erfinder der ersten Notenschrift, stellte im Jahre 1170 mit Schülern des großen Chirurgen eine Handschrift zusammen, die alles das aufzeichnete, was Roger gelehrt und gemacht hatte. Diese Handschrift umfaßte auch das Wissen der damaligen Chirurgie. Sie war und blieb lange Zeit das Standardwerk der Chirurgie. Salerno war über 100 Jahre eine Art Zentrum der Medizin, verfiel aber später dem gleichen Dogmatismus, wie er zu jener Zeit sonst überall üblich war.

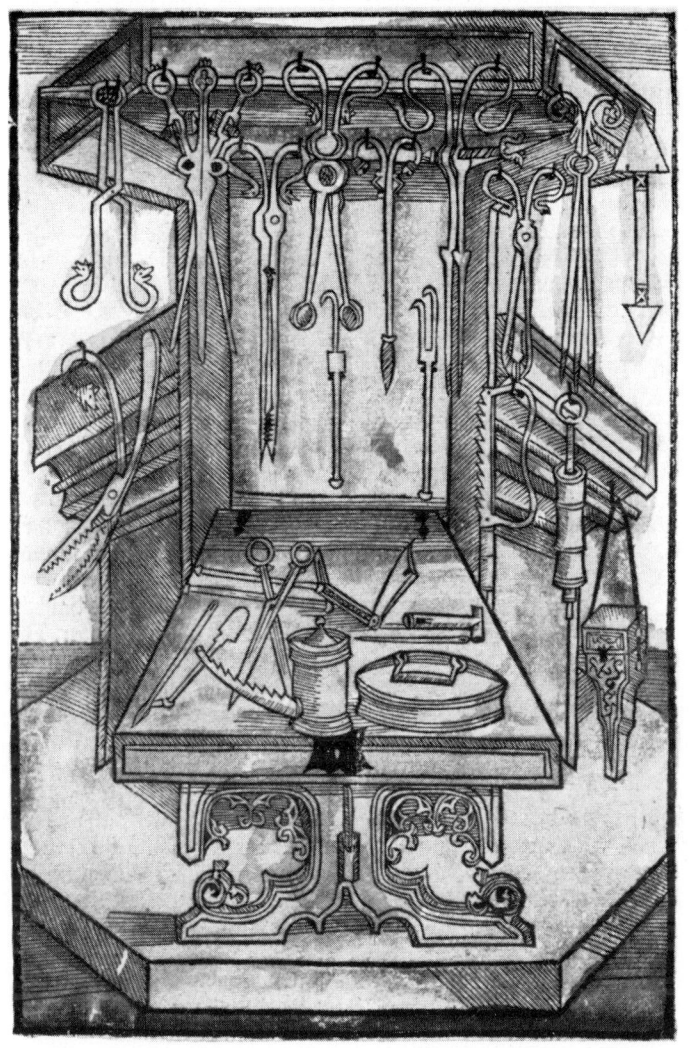

Chirurgische Werkzeuge im Instrumentenschrank
Kolorierter Holzschnitt aus H. Brunschwig, Buch der Chirurgie,
(Straßburg 1497)

Im 12. und 13. Jahrhundert nahm die Zahl der Barbiere, Bader und Scharlatane sprunghaft zu, sie waren bald überall zu finden. Die Chirurgie war ein rein handwerkliches Fach geworden, das wissenschaftlich und im Ansehen abwärts tendierte.

Aber am Horizont erschienen auch einige bedeutende Chirurgenpersönlichkeiten, die der Chirurgie wieder zum Ansehen verhelfen wollten, fortschrittlich dachten und nach neuen Wegen zu suchen begannen. Daran änderte auch die zunehmende Zahl der Bruchschneider, Starstecher und Steinschneider nichts.

Den Scharlatanen, die sicher immer sehr ungebildet waren, konnten die chirurgischen Überlieferungen aus der Antike nur bruchstückartig bekannt gewesen sein. Sie sprachen nicht Latein, konnten sie nicht lesen und waren wohl auch kaum an den wissenschaftlichen Überlieferungen interessiert. Außerdem verschwanden die chirurgischen Werke aus der Antike gerade im 12. und 13. Jahrhundert allmählich aus den großen medizinischen Bibliotheken.

Ende des 12. Jahrhunderts kam eine sehr bedeutende Chirurgenpersönlichkeit zum Vorschein, Ugo Borgognoni, er wurde 1155 in Lucca geboren. Gemäß der damaligen Sitte nannte man ihn nach seiner Heimatstadt Ugo von Lucca. Ugo war, so wird uns berichtet, ein ungewöhnlich begabter und gewissenhafter Chirurg.

Ugo war der Chirurgie seiner Zeit um Jahrhunderte voraus, denn er war der erste Chirurg, der eine Heilung von Wunden ohne Eiter und Infektion anstrebte. Dazu muß ich etwas erläutern.

Zu jener Zeit war man der Ansicht, daß jede Wunde nur mit einer Eiterung heilen konnte. Heilung und Eiterung waren unlöslich miteinander verbunden. Man sprach von «gutem und löblichem Eiter», lateinisch «pus bonum et laudabile». Ja man forcierte sogar eine fehlende Eiterung mit bestimmten Maßnahmen, z. B. in die Wunde eingezogene Haarseile u. a.

Man wußte damals noch nichts über Bakterien und die wirkliche Ursache einer Eiterung. Da alle Wunden bis auf ganz wenige Ausnahmen sicher immer geeitert haben, hielt man das für normal; ja man glaubte sogar an eine fehlende Heilungsneigung, falls die Wunde einmal nicht eiterte. Diese Ansicht blieb bis ins 19. Jahrhundert ein chirurgischer Grundsatz.

Auch Ugo von Lucca konnte über den wirklichen Grund für eine
Wundeiterung keine Kenntnis gehabt haben, wie kam er also dazu,

eine derartige von der üblichen Lehrmeinung abweichende Ansicht zu vertreten?

Wir wissen es nicht genau, aber wahrscheinlich war er ein guter Beobachter und hatte entsprechende Schlüsse daraus gezogen. Aber Ugo ging noch weiter.

Er propagierte als erster die Sauberkeit der Hände und der Instrumente des Chirurgen. Er forderte sauberes Verbandsmaterial. Er war gegen das seinerzeit so häufige Sondieren der Wunden und hatte erkannt, daß ein Zusammenhang zwischen Unsauberkeit und Eiterung bestehen müsse.

Für die damalige Zeit mit ihren festen eingefahrenen medizinischen Dogmen war die Haltung Ugos von geradezu unglaublicher Weitsicht. Was aber noch viel wichtiger war, er hatte Erfolge; er machte vor, daß die Eiterung tatsächlich nicht zur Heilung einer Wunde gehören müsse. Leider stand er mit seiner Ansicht allein da, so ähnlich wie 600 Jahre später Semmelweis. Man begnügte sich aber nicht damit, die Ansichten von Ugo abzulehnen und seine Erfolge zu ignorieren, man bekämpfte ihn sogar. Leider gehörte zu seinen Widersachern auch jener Roger von Salerno, dessen Stimme großes Gewicht hatte.

Ugo von Lucca wurde 1211 städtischer Wundarzt in Bologna und nahm auch am Kreuzzug teil, als Truppenarzt der teilnehmenden Bologner.

Über seinen weiteren Weg wissen wir nicht viel, aber er gehörte mit Sicherheit zu den großen Chirurgen seiner Zeit mit einer geradezu verblüffenden Weitsicht. Die Beharrlichkeit, mit der er seine gewonnenen Erkenntnisse vertrat, muß uns noch heute imponieren.

Das 4. Laterankonzil in Rom im Jahre 1215 faßte einen Entschluß, der für die Chirurgie wieder einen Rückschritt bringen sollte. Die Kirche war schon immer gegen die Chirurgie eingestellt und hatte den Mönchsärzten jede chirurgische Tätigkeit untersagt. Auf diesem Konzil formulierte sie nun diese Haltung.

«Ecclesia abhorret a sanguine», die Kirche verabscheut Blut. Damit begann das Absterben der ohnehin nur sporadisch geübten Chirurgie an den Klöstern. Das wog sehr schwer, denn die Universitäten waren zu jener Zeit fast alles klerikale Einrichtungen.

Die Absolventen dieser Universitäten hatten zum größten Teil zumindest die niederen kirchlichen Weihen erhalten, darum war das eine sehr folgenschwere kirchliche Entscheidung für die Chirurgie. Es blieb an den Universitäten bestenfalls nur noch die Theorie, die Praxis mußte von anderen übernommen werden.

Friedrich II., der seit jeher auf Kollisionskurs mit dem Papst gestanden hatte, war inzwischen zum Kaiser gekrönt worden, damit wurde eine faszinierende Persönlichkeit deutscher Kaiser.

Friedrich II. zog die einzig richtige Erkenntnis aus der mißlichen Situation der damaligen Universitäten und errichtete darum 1225 in Neapel eine rein weltliche Universität, die nicht mehr an den Klerus und ihre Erlasse gebunden war und neue Wege gehen konnte. Er erließ außerdem eine gesetzliche Bestimmung, daß jedes Medizinstudium grundsätzlich die Chirurgie einzuschließen habe.

Der Sohn von Ugo von Lucca, Teodorica (1206–1298), hatte seinen Vater viele Jahre bei der Arbeit begleitet, er sammelte dessen Wissen und schrieb es nieder. Sein Buch vermittelte uns jenen großen Mann und seine über die damalige Zeit weit hinausgehende Klugheit. Aber auch nach Ugo kamen noch andere, die der Chirurgie eine Gasse bahnten.

Wilhelm von Saliceto (1210–1275), auch er gab im letzten Jahr seines der Chirurgie gewidmeten Lebens ein Buch heraus, es enthielt bedeutende Hinweise über die Operationen und chirurgischen Maßnahmen jener Zeit. In diesem Werk kam zum ersten Male aber auch die Anatomie, eine unerläßliche Begleitwissenschaft für jeden Chirurgen, zu ihrem Recht. Es erweckte das Interesse an der menschlichen Anatomie und hat viel dazu beigetragen, diesen Wissensbereich zu fördern.

Nach ihm kam eine weitere wichtige Persönlichkeit, es war Henri de Mondeville (1250–1320), er lehrte in Bologna Chirurgie und Anatomie. Henri war aber auch ein besonders mutiger Mann, der als erster gegen die Dogmen jener Zeit gewisse Zweifel anmeldete. Er meinte, daß Gott nicht allein Galenus geschaffen habe, und man Dinge anzuzweifeln bereit sein müßte, die nicht den Erkenntnissen der wissenschaftlichen Logik entsprächen.

Henri war von Geburt Franzose und eigentlich der erste große Chirurg, den Frankreich hervorbrachte. Er wurde übrigens später noch Leibarzt des französischen Königs.

Italien brachte noch einen weiteren großen Chirurgen hervor, es war Lanfranchi (geboren Mitte des 13. Jahrhunderts, gestorben

1306). Nach dem Niedergang von Salerno ging er nach Paris, wo er mit offenen Armen empfangen wurde. Er wurde Mitglied der Vereinigung der Pariser Wundärzte und schrieb ein großes Buch über die Chirurgie, ein Standardwerk jener Zeit.

Die Pariser Wundärzte und Chirurgen waren bis dahin immer noch Handwerker. Die Ärzte sahen mit ziemlicher Überheblichkeit auf sie herab, holten sie nur in dringenden Notfällen und wollten dann ihre Tätigkeit auch noch bestimmen und überwachen. Es war kein sehr gutes Verhältnis.

In der zweiten Hälfte des 13. Jahrhunderts gründeten die Wundärzte in Paris die Confrérie de Saint-Côme et de Saint-Damien, einen Zusammenschluß, der den Chirurgen ein eigenes Ausbildungssystem ermöglichte. Diese Vereinigung brachte gewisse Vorteile und besserte auch das Ansehen der Chirurgen. Der bereits genannte Chirurg Lanfranchi erstellte in Paris erstmalig eine chirurgische Indikationsliste. Er riet zu einer Operation immer als allerletztes Mittel. So riet er beim Leistenbruch, erst dann zu operieren, wenn die Versorgung mit einem Bruchband nicht zu einer Linderung der Beschwerden führt.

Er wagte auch als erster eine Nervennaht, obwohl damals die auf Galen zurückgehende Ansicht vertreten wurde, daß eine solche Naht einen tödlichen Starrkrampf verursachen müßte. Seine Naht wird kaum zum Erfolg geführt haben, aber er brach mit einer alten und unbegründeten Vorstellung.

Frankreich wurde damals das führende Land der Chirurgie in Europa.

Die politischen Verhältnisse jener Zeit waren turbulent. Philipp der Schöne trat den Herrschaftsansprüchen des Papstes mit Vehemenz entgegen und wurde dafür mit dem Bannfluch belegt. Philipp wußte sich aber zu helfen, er nahm den Papst gefangen, wartete dessen Tod ab und setzte einen neuen Papst ein, der aber nicht im Rom, sondern unter seiner Aufsicht in Avignon residieren mußte. Diese politischen Verhältnisse waren sicher für jede wissenschaftliche Entwicklung nicht gerade förderlich.

In dieser Zeit erstand eine neue Chirurgenpersönlichkeit, es war Guy de Chauliac (1300–1368). Er hatte seine Ausbildung noch in Bologna erhalten und gab 1363 ein chirurgisches Buch heraus, das alles Wissen dieses Faches in jener Zeit zusammenfaßte. Leider machte er aber auch wieder einen Schritt zurück, er verwies nämlich die Heilung einer Wunde ohne Eiterung in das Reich der Fabel. Manches, was schon vergessen war, brachte er aber auch wieder zum Vorschein, zum Beispiel den Luftröhrenschnitt bei Verschluß infolge einer Entzündung oder eines Fremdkörpers.

Die Behandlung des Oberschenkelschaftbruches mittels eines angelegten Dauerzuges, um die sonst übliche Heilung mit Verkürzung zu vermeiden, wurde von ihm erstmals eingeführt.

Im Jahre 1360 wurde für die Chirurgie eine wesentliche Entscheidung getroffen. Der französische König verlieh durch ein Edikt dem Collège de St-Côme für immer das verbriefte Recht, akademische Grade zu vergeben. Damit war man einen großen Schritt auf dem Wege der Gleichstellung zwischen den ärztlichen Universitätsabsolventen und den Chirurgen weitergekommen.

Innerhalb Europas gab es aber ganz wesentliche Unterschiede in der Ausübung der Chirurgie, besonders in Mittel- und Nordeuropa. Die Germanen, die das Erbe des Römischen Reiches angetreten hatten, besaßen zu jener Zeit kaum wesentliche medizinische Kenntnisse. Der Götter- und Dämonenglaube beherrschte die Heilkunde so sehr, daß sie in ihrem Wissensgut ganz erheblich zurück lagen. Was an Wissen über die Ausübung der Medizin und Chirurgie zu ihnen gedrungen war, stammte aus der Antike. Wir haben aus diesem Raum sehr wenig Kunde aus jener Zeit. Man kann wohl annehmen, daß einerseits gelegentlich Ärzte aus dem Süden Europas in den Norden gezogen sind und umgekehrt Heilkundige aus dem Norden nach Süden gingen, um dort ihr Wissen zu bereichern. Es ist auch wahrscheinlich, daß zumindest die Höfe in früher Zeit Ärzte und Chirurgen hatten. Ob sie über ein namhaftes medizinisches Wissen verfügten, ist uns leider nicht bekannt. Wir kennen keine großen Namen aus dem Mittelalter, die sich im Bereich des mittleren Europas durch ihre ärztlichen oder chirurgischen Taten herausgehoben haben, das gilt bis einschließlich des 11. Jahrhunderts.

Aus späterer Zeit wissen wir, daß die Städte Wundärzte hatten, so wurden in der Stadt Nürnberg im Jahre 1396 sechs Wundärzte gezählt. Die Städte waren also offenbar etwas besser gestellt, während das Land allein auf die zweifelhaften umherziehenden Bader und Steinschneider angewiesen war.

76 Das Ansehen der Wundärzte war damals so schlecht, daß deutsche

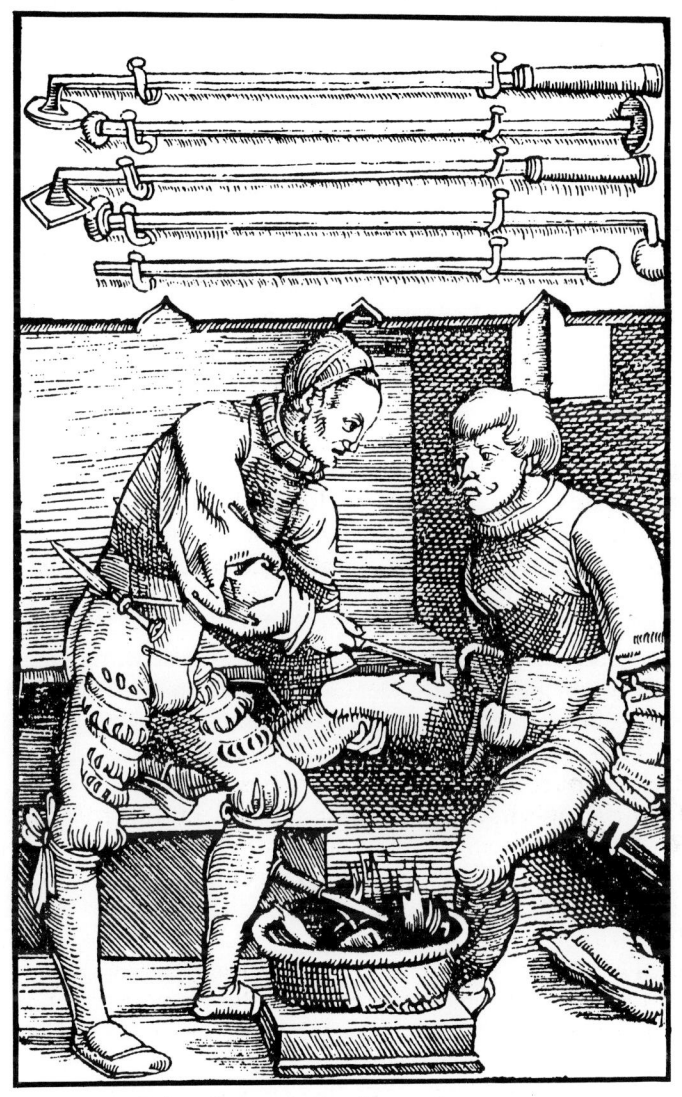

Behandlung mit dem Brenneisen
(aus dem Lehrbuch von Gersdorff, 1517)

Kaiser verschiedentlich die Ehrbarkeit dieses Handwerkes ausdrücklich erklären ließen, wohl nicht ohne Grund.

Während die Wund- und Schneideärzte in den Städten noch über ein einigermaßen ausreichendes Wissen verfügt haben mögen, waren die umherziehenden Wundärzte, Steinschneider, Bruchschneider und Zahnbrecher kaum qualifiziert. Die Bader setzten sich häufig aus sehr wenig einladenden Berufen zusammen, darunter auch Henker, Totengräber, Landstreicher usw. An der fehlenden Qualifikation änderte sich auch nichts, als sie sich zu «spezialisieren» begannen. Die umherziehenden Bruch- und Steinschneider brachten bestimmt wesentlich mehr Menschen unter die Erde, als sie zu heilen vermochten.

Das medizinische Wissen muß zu jener Zeit auf einem unwahrscheinlich tiefen Niveau gewesen sein.

Bei vielen Krankheiten verließ man sich wohl mehr auf die Natur und den lieben Gott, auch bei den Geburten. Da die Geburt mit ihren Schmerzen ja als eine Strafe für die Sünde Evas angesehen ward, wurde kaum etwas getan, um den Gebärenden zu helfen. Man muß sich wundern, daß die Mütter so häufig eine Geburt überlebten. Weder die erforderliche Sauberkeit noch die geringsten manuellen Hilfeleistungen waren bekannt.

Das alles änderte sich dann aber mit dem Ende des Mittelalters, die Renaissance brachte andere Denkweisen auch in diesem Teil Europas.

Die Chirurgen der Renaissance

In der Renaissance bahnte sich eine neue Zeit an, in allen Wissensgebieten kam es zu großen Umwälzungen, auch in der Medizin. Der so lange Zeit erstarrte Glaube an die wissenschaftliche Autorität der Antike geriet ins Wanken. Der forschende und suchende Verstand und das logische Denken gewannen die Oberhand über Doktrinen und Dogmen. Man führte in das wissenschaftliche Denken, den Versuch und die Wiederholbarkeit ein, das war der Anfang einer neuen Zeit, eines neuen Geistes.

Das Gesicht Europas veränderte sich, es entstanden die großen Monarchien. Nur Italien konnte sich nicht einigen, die großen Städte dieses Landes behaupteten oder errangen ihre Selbständigkeit, sie kamen zu einer neuen Blüte und Macht.

Das Monopol des Wissens der Kirchen wurde langsam abgebaut und zerbrach schließlich ganz. Das religiöse Bewußtsein änderte sich, es kam zu einer gewissen Verweltlichung. Man suchte wieder die Originale der antiken Schriften, wollte Teile des alten Wissens in seiner Ursprünglichkeit wieder erwecken, doch mit wissenschaftlich kritischem Verstand.

Als die Türken 1453 Byzanz endgültig eroberten, da gingen von dort viele Gelehrte nach Italien, sie brachten die alten Schriften mit.

Es gab kaum einen Bereich des Denkens oder des Wissens, der nicht in die neue Zeit der Kritik einbezogen wurde. Auch die Chirurgie blieb davon nicht unberührt. Guarino von Verona fand im Jahre 1426 das alte medizinische Werk des Celsus wieder, das seit fast 500 Jahren vergessen war. Man studierte wieder die alten Schriften in lateinischer Sprache, aber nicht mehr unkritisch und vorurteilslos, man prüfte und dachte dabei. Von den Chirurgen waren wohl nur sehr wenige dazu in der Lage, dieses Werk zu lesen, die meisten beherrschten diese Sprache der Wissenschaft und der Gebildeten nicht. Trotzdem sonderten sich aus der großen Zahl von Badern, 79

Barbieren, Feldscheren und Wundärzten doch einige wirkliche Chirurgen heraus.

Die chirurgischen Kenntnisse wurden zum Teil als eine Art von Geheimnis behandelt, sie sollten innerhalb der Familie bleiben und wurden nur in ihnen von Generation zu Generation weitergegeben. Das betraf besonders neuerdachte und sinnvolle Instrumente, von deren Kenntnis und Handhabung ja oft der Erfolg abhing. Giovanni di Romanis, ein bekannter Chirurg jener Zeit, erfand etwa um das Jahr 1500 herum eine neue Sonde, die den Steinschnitt verbesserte und vor allem sicherer machte. Diese Sonde wurde vor der Operation durch die Harnröhre in die Harnblase eingeführt und konnte dem Messer, das vom Damm her eingestoßen wurde, den Weg zur Blase zeigen. Damals war das ein ganz wesentlicher Fortschritt. Es wurden noch viele andere brauchbare Instrumente erfunden und erdacht. Der Steinschnitt wurde damit etwas weniger risikoreich. Im Jahre 1522 veröffentlichte Santo da Batletta eine Schrift, in der alle bekannten Instrumente zur Kenntnis gebracht und deren Anwendung beschrieben wurde.

In der Mitte des 15. Jahrhunderts machte Battista da Rapallo in Italien von sich reden, er soll ein Meister des Steinschnittes gewesen sein, geschickt, gewissenhaft und ehrlich. Sein Sohn Giovanni Vigo trat in die Fußstapfen seines Vaters, er wurde sogar päpstlicher Leibchirurg. Er schrieb ein Buch über die Behandlung von Schußverletzungen, das aber leider vielen Verwundeten große Qualen gebracht hat, manchem wohl auch den Tod. Er stellte darin nämlich die Behauptung auf, daß alle Schußwunden durch das Pulver und das Blei grundsätzlich vergiftet seien und deshalb stets mit siedendem Öl ausgegossen werden müßten. Seine Autorität führte dazu, daß diese These unkritisch von den Wundärzten übernommen wurde und die armen Verwundeten qualvoll so behandelt worden sind. Es dauerte lange, bis man dieses Vergiftungsprinzip als völlig falsch erkannte.

Auch in Deutschland traten herausragende chirurgische Persönlichkeiten auf, einer davon war Heinrich von Pfalzspeint in der Mitte des 15. Jahrhunderts.

Heinrich war eigentlich Ritter und beschränkte sich zunächst mehr darauf, Wunden zu schlagen, sein Interesse für die Heilung kam erst wesentlich später. Er interessierte sich besonders für die übliche Be-

¶ Diß ist das ander instrument/vnd das dienet meer obenn, auff das haupt/dann ionst darneben/oder hinden an/darumb das es nit breyte glaich hat als dz nechst instrument hye vor verzeichnet. Vnnd dienet auch wann die hirenschale eyngeschlagen ist/dz man sie mit disem instrumennt wider auffschrauffe

Schädelrepanation aus dem
Lehrbuch von Gersdorff 1517

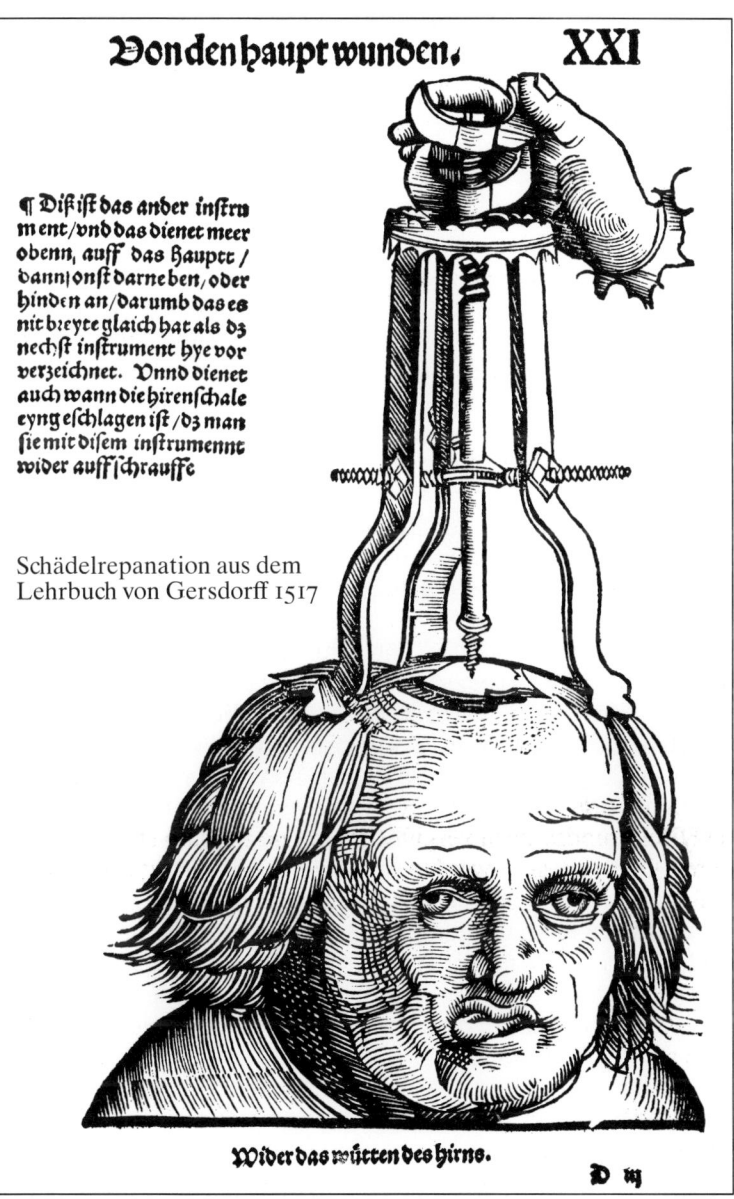

Wider das wütten des hirns.

D iij

handlung von Schußwunden. Die Behandlung mit dem siedenden Öl lehnte er ab, seine Beobachtungen ließen ihn die Schädlichkeit dieser Behandlung erkennen. Allerdings war er noch sehr dem Aberglauben des Mittelalters verhaftet; so meinte er, daß man Blutungen am besten mit Schweine- oder Eselskot stillen könne. Er muß sich später sehr viel mit der Wundbehandlung beschäftigt haben und schrieb sogar ein Buch darüber, das uns auch erhalten geblieben ist.

Es tauchen in jener Zeit noch zwei andere Namen von Chirurgen auf, das sind Hieronymus Brunschwig und Hans von Gersdorf.

Beide waren bekannte Chirurgen ihrer Zeit, und beide schrieben auch je ein chirurgisches Buch, die uns ebenfalls bis heute erhalten blieben. Brunschwig war eine längere Zeit auch Stadtwundarzt in der Stadt Straßburg.

Hans von Gersdorf (1450–1529) wurde im Elsaß im Dorf Görsdorf geboren und hatte eine gute und gründliche chirurgische Ausbildung genossen. Nach der Beendigung seiner Lehrzeit bei einem Wundarzt ging er zunächst auf die Wanderschaft. Er nahm später als Feldwundarzt an den Kriegen gegen Karl den Kühnen teil (1476/77). Als er Stadtarzt in Straßburg geworden war, praktizierte und operierte er am Spital des Antoniterordens. Dort schrieb er auch sein sehr beachtenswertes Buch «Feldbuch der Wundartzney», das 1517 gedruckt wurde. Da man inzwischen das Drucken mit Metallettern erfunden hatte, was das Drucken ganz wesentlich erleichterte, fand sein Buch eine ungewöhnlich große Verbreitung.

Dieses Werk war insofern etwas völlig Neues, weil er nicht nur alle damals üblichen Methoden und Instrumente beschrieb, sondern auch seine eigenen Erfahrungen wiedergab.

Sein chirurgisches Vorbild ist Guy de Chauliac gewesen, dessen Schlafschwamm er auch genau beschrieb. Er erwähnt aber auch andere bedeutende Chirurgen, wie Abul-Kasim, Roger Frugardi und andere, auch Galen wird erwähnt.

Seine anatomischen Vorstellungen und die in diesem Buch veröffentlichten anatomischen Bilder waren freilich noch sehr primitiv und größtenteils falsch, sie entsprachen dem damaligen Wissensstand.

Seine Berichte über die Behandlung von Knochenbrüchen und Verrenkungen waren in vieler Hinsicht neuartig. Er beschreibt die von

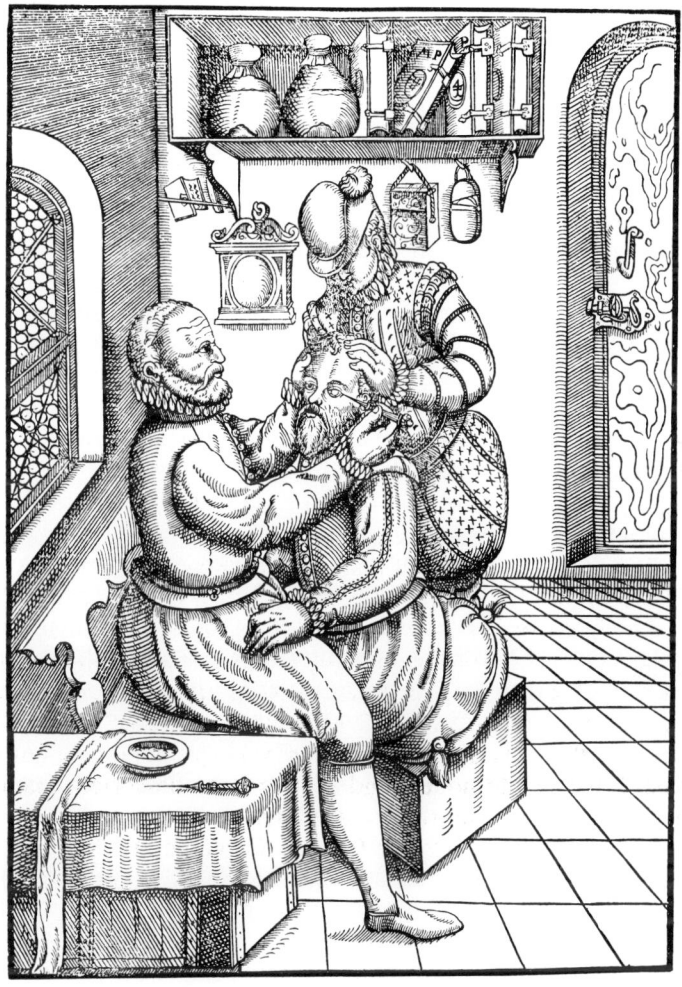

Staroperation
Holzschnitt aus dem Lehrbuch des Dresdener Hofoculisten
G. Bartisch, 1583

ihm benutzten Streckapparate und bildet sie auch ab. Es werden neue von ihm entwickelte Instrumente gezeigt, mit denen man die Geschosse besser aus den Weichteilen entfernen konnte, dabei berichtet er auch über eigene Erfahrungen.

Neue, sinnvolle Vorrichtungen für die Hebung von Schädelimpressionsfrakturen werden angeführt und die Handhabung erklärt. Gersdorf beschreibt schon genau die Unterbindung von Gefäßen, auch mit Umstechungen mit Nadel und Faden.

Er erwähnt auch die Wichtigkeit der Schonung der Hirnhäute. Gersdorfs Bücher wurden viel in andere Sprachen übersetzt. Er starb in Straßburg.

In dieser Zeit tauchte ein neuer Name am medizinischen Horizont auf, es war Philippus Aureolus Theophrastus Bombastus von Hohenheim, genannt Paracelsus, er lebte von 1494 bis 1541. Seine Ansichten und sein Wirken blieben nicht ohne Widerspruch und schwanken sehr im Wandel der Zeiten. Er hat aber, obwohl er ein akademisch gebildeter Arzt war, eine etwas andere Einstellung zur Chirurgie gehabt, als seine damaligen Kollegen, was ihm von diesen auch sehr verübelt wurde.

Im Winter des Jahres 1527/28 hielt er in Basel öffentliche Vorlesungen, wie seine Kollegen behaupteten, in barbarischem Latein. Neu war zu jener Zeit, daß er sich bei diesen Vorlesungen manchmal auch der deutschen Sprache bediente, statt des sonst üblichen Lateins.

Seine Vorlesung über Wunden und deren Heilung benannten drei wichtige Voraussetzungen, das waren die Blutstillung, ein geschickliches Nähen und keine Verunreinigung mit Eiter. Letzteres entsprach nicht dem Geist jener Zeit, zeigte aber ein sehr fortschrittliches Denken.

Er forderte auch schon bestimmte Voraussetzungen für die Ausbildung des Chirurgen, darunter gute Kenntnisse der menschlichen Anatomie, gutes Wissen über die Kräuter und Heilmittel sowie umfassende Kenntnis aller chirurgischen Methoden.

Eine besondere Forderung von ihm war, daß der Chirurg mehr seiner Kunst als dem Geld anhängen sollte.

Wenn auch sein sonstiges medizinisches Wirken umstritten bleibt, seine chirurgischen Ansichten sind durchaus zustimmenswert. Leider fielen sie in jener Zeit wohl kaum auf einen fruchtbaren Bo-

84

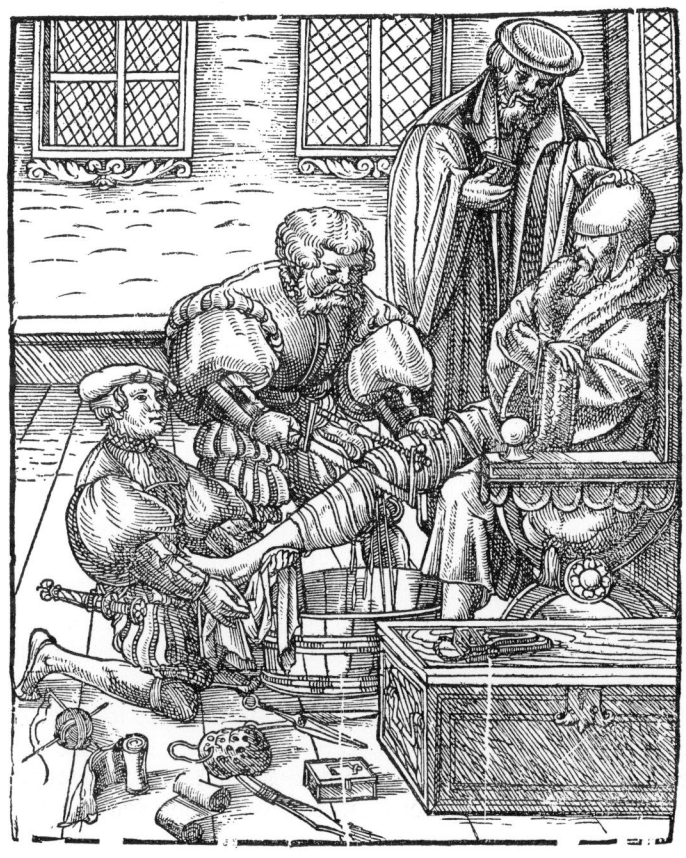

Beinamputation
Am Boden liegt neben chirurgischen Instrumenten
und Binden ein mit Pflanzenabsud getränkter Schwamm,
der dem Patienten zur Betäubung vor Mund und
Nase gehalten wurde. Den Anblick der Amputation erspart
die über die Augen herabgezogene Kappe

den. Die damaligen akademischen Ärzte lehnten die Chirurgie fast alle ab, obwohl einige Universitäten den chirurgischen Handwerkern Unterricht in der Anatomie gaben.

In Venedig erschien im Jahre 1597 ein sehr bedeutendes chirurgisches Buch «De curtorum chirurgia», es war von Tagliacozzi (1546–1599) herausgegeben worden. Dieses Werk ist das erste Buch über plastische Chirurgie. Ganz besonders wurde die Nasenplastik beschrieben, für die damals infolge der nicht selten verfügten Strafe des Naseabschneidens offenbar Bedarf bestand. Die Methode fußte im wesentlichen auf der alten indischen Nasenplastik, nannte aber auch manche Verbesserung.

Das Jahr 1670 brachte eine chirurgische Sensation, wiederum kam sie aus Italien. Zambeccari gelang als erstem Chirurgen die Entfernung einer Niere. Der Patient überlebte. Da die Niere ja außerhalb des Bauchfelles liegt, muß Zambeccari schon über gute anatomische Kenntnisse verfügt haben. Wir kennen den Grund für diesen in der damaligen Zeit geradezu sensationellen Eingriff nicht.

Als die Blütezeit der italienischen Stadtstaaten sich dem Ende zuneigte, überflügelte Frankreich das zersplitterte Italien, das sich ohne Zweifel große Verdienste um die Chirurgie erworben hatte. Frankreich bot aber durch seine Aufgeschlossenheit und Förderung gegenüber der Chirurgie bessere Möglichkeiten. Da Frankreich auch ständig irgendwo Krieg führte, war die Chirurgie, die zu jener Zeit ja zum großen Teil Kriegschirurgie war, wichtig geworden. Man schätzte gute Kriegschirurgen sehr hoch ein und förderte sie.

In den Städten hatten sich inzwischen die Wund- und Schneidärzte zu Zünften zusammengeschlossen, wie andere Handwerker auch. Sie wandelten sich allmählich zu einem anerkannten und geachteten Handwerk.

Leider nagten die umherziehenden Bader, Wundärzte, Starstecher und Bruchschneider sehr am Ruf der Chirurgie. Sie hatten zumeist keine richtige Ausbildung und richteten großen Schaden an.

Gegen das Gebaren dieser fahrenden «Heilkünstler» richteten sich besondere Bestimmungen in den Medizinalverordnungen jener Zeit. So wurde in Worms verfügt, daß diese Wundärzte bei ihren Patienten zu bleiben hätten, bis sie kuriert wären. Man wollte damit der Gepflogenheit, sich nach der Operation sofort aus dem Staube zu machen, einen Riegel vorschieben. In der Augsburger Medi-

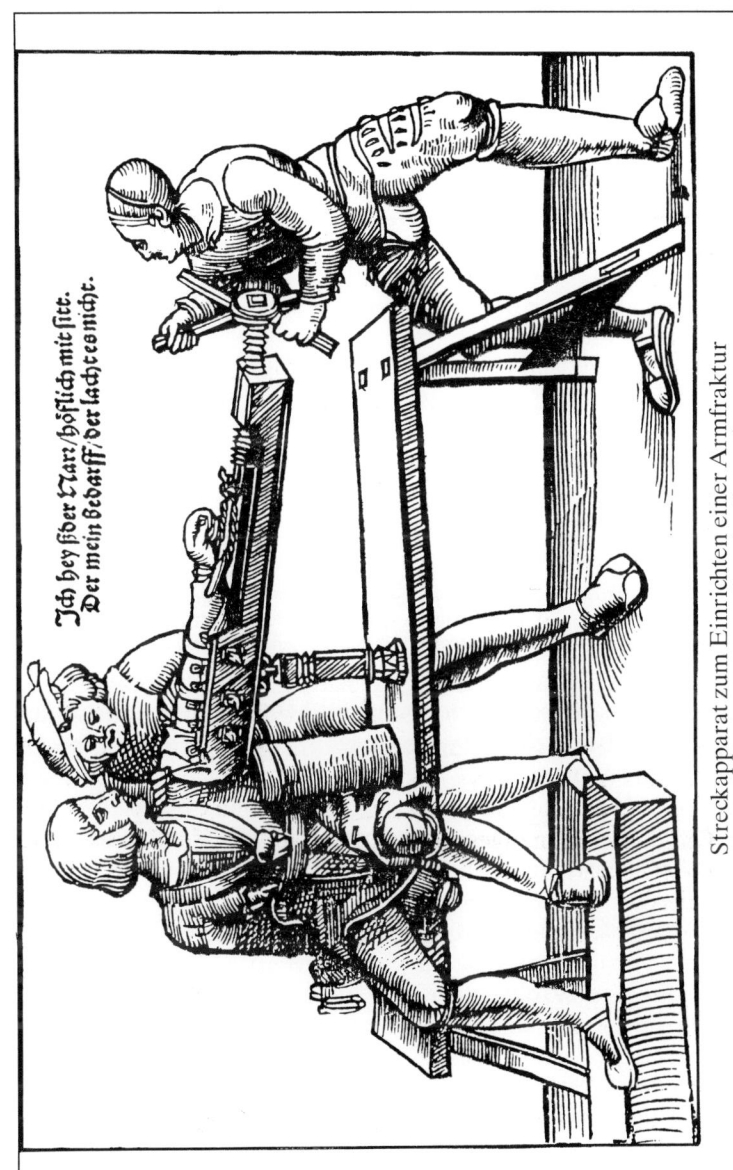

Ich bey über Marr/höflich mit sitt.
Der mein Bedarff/der lachte nicht.

Streckapparat zum Einrichten einer Armfraktur
(aus dem Lehrbuch von Gersdorff, 1517)

zinalordnung vom gleichen Jahr lesen wir: «Es sollen die unsinnig schreienden Zahnbrecher, Apotheker, Juden, allerlei Handwerks-leut, alte wahnsinnige Weiber, insbesondere solche, welche die Kranken pflegen, und alle Leute, die miteinander bekriegen, abge-wiesen werden.»

Wo blieb nun der Fortschritt der Chirurgie, wie man ihn in der Re-naissance erwarten konnte?

Kleine Fortschritte gab es sicher, aber man darf nicht vergessen, daß wichtige Voraussetzungen dafür zu jener Zeit einfach fehlten. Man kannte weder Narkose noch wußte man etwas vom ursächlichen We-sen der Infektion.

Der Chirurg konnte noch so gewissenhaft und geschickt sein, für den Erfolg war unter jenen Umständen niemals zu garantieren. Die Grenzen der Chirurgie und ihrer Weiterentwicklung lagen im we-sentlichen leider darin begründet. Dazu kamen die kaum zu über-windenden Barrieren zwischen der akademischen Medizin und der handwerklichen Chirurgie.

Und doch waren Fortschritte zu verzeichnen.

Im Jahre 1500 wurde in Turriers Pierre Franco geboren. Er ging als sehr junger Mann in die Lehre eines Barbiers und Wundarztes. Seine angeborene Geschicklichkeit, sein Fleiß und seine Gewissen-haftigkeit machten ihn zu einem hervorragenden Vertreter seines Fachs. Er entwickelte ein überdurchschnittliches Können, den Star-stich soll er meisterhaft beherrscht haben. Er operierte mit großem Erfolg bereits Lippen- und Gaumenspalten. Franco war der erste Chirurg, der bei einem Jungen den Blasenstein aus der Bauchdecke herausoperierte. Diese Operation wurde als Sectio alta bekannt und wird auch noch heute so benannt. Der übliche Weg zur Blasen-steinoperation ist auch heute durch die Bauchdecke.

Franco hat diese Operation nur einmal gemacht, und wir wissen nicht mehr genau, warum er diesen für die damalige Zeit so unge-wöhnlichen Weg wählte. Der Patient wurde gesund, trotzdem warnte Franco davor, seine Operation zu wiederholen.

Am chirurgischen Himmel stieg in Frankreich ein neuer Stern auf, es war Ambroise Paré (1510–1590). Er wurde in der Bretagne gebo-ren und begann als Lehrling bei einem Barbier und später bei einem Wundarzt am Pariser Hospital. Nach seiner Ausbildung wurde er, wie damals üblich, Feldchirurg im französischen Heer, das war

D. JOANNIS SCVLTETI,

Weiland hochberühmten Medici, und vortrefflichen Chirurgi zu Ulm/

Wund-Artzneyisches

Zeüg-Haüß/

In Zween Theil abgetheilt:

Welches auß dem Lateinischen/ von deß Authoris

Brudern Sohn/ Herrn Johann Schultes/ der Philof. und Artzney Doctore, auch bey wol-löbl. deß Heil. Röm. Reichs Statt Ulm/ gewesenen Physico ordinario, reformirtem/ verbessert, und an vilen Orten vermehrtem/ auch mit 56. neuen/ sehr nutzlichen Kupfferstücken geziertem Exemplar, in die Teutsche Sprach übersetzet hat/

Ihr Hoch-Fürstl. Durchl. zu Würtemberg/ Statt und

Herrschafft Haydenheim bestellter Physicu s,

D. AMADEUS Megerlin.

Mit drey vollkommenen Registern aller denckwürdigen Sachen.

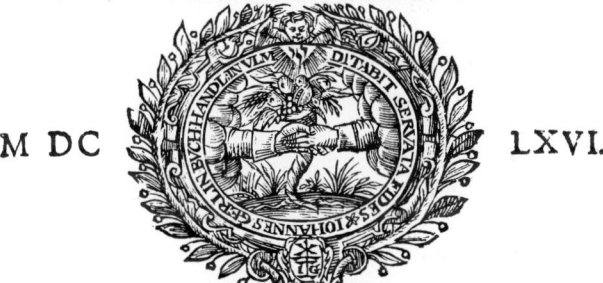

M DC   LXVI.

Franckfurt/

In Verlegung Johann Görlins Seel. Wittib/ Buchhändl. in Ulm Gedruckt bey Johann Görlin.

Chirurgisches Lehrbuch von
Megerlin
aus dem Jahre 1666

1536. 1537 konnte er seine chirurgischen Künste erstmalig in einem Feldzug beweisen, es war der Krieg zwischen Franz I. von Frankreich und Karl V., dem deutschen Kaiser.

Paré war zu Beginn dieses Krieges erst 27 Jahre alt. Er hatte das Buch von Vigo, das 1525 ins Französische übersetzt worden war, gut studiert. Er wollte nun mit diesem Wissen seine ersten Erfahrungen sammeln.

Er berichtet, daß er sich fürchtete, Fehler zu machen, und verhielt sich darum etwas passiv, beobachtete mehr seine Chirurgenkollegen. Dabei sah er auch das barbarische Einbringen von siedendem Öl in die Schußwunden der Verwundeten, wobei die Patienten vor Schmerz kaum zu halten waren. Er zweifelte aber noch nicht an der Richtigkeit dieser Maßnahme und machte es genauso.

Da sehr viele Verwundete anfielen, ging Paré einmal das Öl aus, und er suchte nach einem Ausweg. Er nahm eine Mischung von Eigelb und Terpentin und brachte das in die Schußwunden ein.

Am nächsten Tag stellte er erfreut fest, daß die so behandelten Soldaten nicht nur wesentlich geringere Schmerzen hatten, die Wunden waren auch reizloser, die Patienten hatten weniger Fieber. Nachdem sich auch noch herausstellte, daß seine neue Methode die Schußwunden viel besser verheilen ließ, gab er die Behandlung mit dem siedenden Öl völlig auf.

1545 schrieb er ein ausführliches Buch über die Behandlung von Schußwunden. Es fand eine schnelle und weite Verbreitung und beendete in kurzer Zeit die unsinnige und qualvolle Brennerei. Paré wurde in wenigen Jahren ein bekannter und berühmter Chirurg. Er führte später auch als erster die Gefäßunterbindung bei Schußverletzungen ein und stellte die barbarische Blutstillung mit dem damals üblichen Brenneisen völlig ein.

Paré war sehr wißbegierig und wollte wissen, warum die Verwundeten starben, wenn die Behandlung erfolglos war. Er nahm darum auch Sektionen gestorbener Soldaten vor.

Paré blieb trotz aller großen Erfolge ein bescheidener Mann; bekannt ist sein Ausspruch: «Ich verband ihn, Gott heilte ihn». Dieses Wort kennzeichnet diesen großen Mann.

Aber auch in Deutschland tat sich etwas in der Chirurgie.

Im Jahre 1893 entdeckte der Augenarzt Cohn in Dresden ein Buch wieder, das in Vergessenheit geraten war, das Werk von Georg Bartisch. Bartisch wurde 1535 in Gräfenhain bei Dresden als Sohn eines Baders geboren. Er ging den üblichen Weg, Lehre bei einem Wundarzt und anschließende Wanderschaft. Danach ließ er sich als Wundarzt in Dresden nieder, als Oculist, Schnitt- und Wundarzt, wie er sich nannte.

Bartisch war ein forschender und sehr kritischer Geist, sehr gewissenhaft und von ungewöhnlichem Fleiß. Im Jahre 1570 legte er sein gesamtes chirurgisches Wissen und seine persönlich gemachten Erfahrungen in einem Buch der Chirurgie nieder. Leider machte er dabei einen entscheidenden Fehler, der eine Verbreitung seines beachtlichen Werkes verhinderte. Er war so unvorsichtig, dieses Buch seinem erlauchten Fürsten zu widmen, der es zwar sehr huldvoll entgegennahm, aber einfach zur Seite legte. Man muß sich fragen, wieviel von den wissenschaftlichen Erkenntnissen jener Zeit in solcher Weise einfach blockiert wurde.

Erst im Jahre 1893 entdeckte jener Augenarzt Cohn dieses beachtliche Buch wieder.

Bartisch machte diesen Fehler aber nicht ein zweites Mal und ließ sein folgendes Buch selber drucken. Der Titel dieses zweiten Werkes war «Ophthalmoduleia», ein Buch über Augenkrankheiten. Bartisch wurde dadurch als Augenarzt bekannt, während seine bedeutenden chirurgischen Fähigkeiten vergessen wurden, bis zur Wiederauffindung seines Buches im Jahre 1893. Bartisch starb im Jahre 1607.

Ein bedeutender Chirurg des 16. und 17. Jahrhunderts war auch Wilhelm Fabry (1560–1634). Er stammte aus dem Raum von Köln am Rhein und ging ebenfalls den üblichen Bildungsweg, Lehre und Wanderschaft. Man fand ihn später in der Schweiz, wo er in Basel, Lausanne und Bern tätig war. In Bern schrieb er auch seine Bücher nieder, die keine Sparte der damaligen Chirurgie ausließen. Er hob immer die besondere Wichtigkeit anatomischer Kenntnisse hervor. Sein Werk wurde zum meistverbreiteten Standardwerk der Chirurgie, fast jeder Feldarzt zog es zu Rate. Er war ein Chirurg, der dem großen Paré durchaus ebenbürtig war.

1618 begann dann der furchtbare 30jährige Krieg. Er brauste mit anhaltender Heftigkeit über Europa hinweg, über viele Länder mehrmals. Das Ende war eine völlige Verwüstung und Vernichtung des ganzen Heiligen Römischen Reiches Deutscher Nation. Auch im

Wissen und Denken hinterließ dieser längste aller Kriege gewaltige Lücken. Die Chirurgen waren fast nur auf den Schlachtfeldern tätig, in den Städten waren sie kaum noch zu finden. Fahrende Gaukler und Scharlatane beglückten die Landstriche und übten ihr zweifelhaftes Handwerk aus. Vieles von dem mühsam Erreichten war wieder abgesunken und vergessen.

In jener Zeit ereignete sich eine fast unglaubliche Geschichte. In Holland in der Stadt Leiden operierte sich der Schmied Jan de Doot 1651 selber einen Blasenstein heraus, nachdem er schon zweimal eine derartige Operation über sich ergehen lassen mußte.

Er öffnete die alte Narbe am Damm, erweiterte die Wunde und entfernte aus seiner Blase einen hühnereigroßen Blasenstein. Wir würden diesem Bericht, den wir van Swieten verdanken, kaum Glauben schenken, wenn nicht jener Blasenstein und das dazu benutzte Messer noch heute zusammen mit einem Bild im Museum in Leiden zu bewundern wären. Jan überstand seinen heroischen Eingriff.

Das wirft einen Blick auf die chirurgische Situation jener Zeit. Im Jahre 1651 wurde in Spanien in Basancon Jacques Beaulieu geboren. Er wurde zunächst Soldat der Kavallerie und später Gehilfe eines umherziehenden Steinschneiders. Er hatte genügend Gelegenheit, die sehr fragwürdige Kunst seines Meisters kennenzulernen, darunter auch dessen häufigste Operation, den Blasensteinschnitt. Er mußte mit seinem Herrn und Meister immer nach jeder Operation schleunigst wieder verschwinden, denn allzuviele Patienten scheinen sie nicht überlebt zu haben. Nach einigen Jahren gefiel ihm seine Rolle als Gehilfe aber nicht mehr, er machte sich selbständig. Von der Anatomie verstand er damals bestimmt so gut wie nichts, er wußte nur das, was er bei seinem Meister gesehen hatte. Er fand die Ergebnisse dieser Kunst wohl sehr unbefriedigend und versuchte die Operationstechnik zu verbessern. So erfand er eine neue Variante dieser Operation. Er lernte den Stein vom Darm her zu tasten, um den Schnitt vom Damm her dann gezielter führen zu können. Er war aber auch sonst sehr erfinderisch, um seine neu erworbenen Künste an den Mann zu bringen.

Er hatte eine sehr ungewöhnliche Idee.

Im Jahre 1697 erschien er in Paris im Gewand eines Mönches und gab sich als Frère Jacques aus, als Bruder Jacob.

Seine Mönchskutte unterstellte ihm klösterliches Wissen und wohl

Seine Mönchskutte unterstellte ihm klösterliches Wissen und wohl auch den göttlichen Segen. Er wies der Stadtverwaltung eine Reihe von Dokumenten vor, Zeugnisse von erfolgreichen Steinschnitten und Urkunden über seine angebliche Ausbildung, die man sorgfältig prüfte. Man schlug ihm vor, an einer Leiche den Blasenstein herauszuschneiden, um seine Künste zu erproben.

Bruder Jacob bestand diesen Test glänzend, mit ungewöhnlicher Schnelligkeit und Geschicklichkeit führte er die Operation vor. Er ließ sich von den Stadtvätern über diese etwas ungewöhnliche Prüfung ein großartiges Zeugnis geben und ging damit an den Hof.

Es ist nicht bekannt, wie er es erreichte, daß ein Leibarzt des Prinzen ihm die Möglichkeit gab, einen Blasenstein operieren zu dürfen, dieses Mal an einem lebenden Menschen.

Der Eingriff gelang, und obwohl der Patient eine Urinfistel zurückbehielt, minderte das seinen nun ausbrechenden Ruhm in keiner Weise. Der «Mönch» durfte nun in der Charité operieren.

Bruder Jacob konnte sich über einen Mangel an Patienten nicht beklagen und half seinem Ruhm auch selber etwas nach, indem er zu jeder Operation eine Reihe von Zuschauern zuließ.

Er soll ein halbes Hundert Patienten dort operiert haben. Seine Statistik war nicht gerade überwältigend, so wird berichtet: Von 60 Operierten starben 25 an den Folgen der Operation, und von den Überlebenden 35 behielten 22 eine dauernde Urinfistel. Offenbar waren es alles kleine Leute aus dem Volk, deren Tod kein so großes Aufsehen erregte. Wahrscheinlich wäre Bruder Jacob noch lange bei seiner Tätigkeit geblieben, wenn er nicht eines Tages einen Mann aus den oberen Schichten operiert hätte, und der starb kurz nach der Operation. In wenigen Tagen war der Ruhm des «Mönches» vergessen, die Stimmung schlug ins Gegenteil um. Die Situation wurde für unseren Bruder Jacob so brenzlig, daß er es vorzog, Paris bei Nacht und Nebel zu verlassen. Er ging in die Provinz, und dort operierte er weiter.

Damals wurde in Europa der Dammschnitt zumeist noch zwischen After und Hoden gelegt, also in der Mitte. Die Gefahr der Verletzung anderer Organe, besonders der Harnröhre, war dabei sehr groß. Das war der Grund, weshalb die Inder diesen Schnitt schon 2000 Jahre früher seitlich führten. Der englische Chirurg Cheselden (1688–1752) und der deutsche Chirurg Jacob Rau (1668–1719) wandten schon längst den seitlichen Schnitt an. Von diesem Jacob   93

Rau lernte unser Bruder Jacob den seitlichen Schnitt kennen und wurde damit doch noch ein bekannter Steinoperateur. Sein Mönchsgewand legte er ab, gab sich seriös und konnte als anerkannter Steinschneider weiterhin tätig sein. Er starb wohlbetucht in seiner Heimatstadt Besançon im Jahre 1719.

Einen bekannten Namen dürfen wir nicht vergessen; er lebt in zahlreichen Spott- und Studentenliedern munter weiter. Es war der berühmte Doktor Eisenbarth (1661–1727).

Eisenbarth wurde in Oberviechtach im Bayerischen Wald geboren, lernte bei einem Steinschneider und wanderte danach, wie üblich, durch mehrere Länder. Er wechselte die Orte seiner Tätigkeit sehr häufig. Seinen «Doktor» legte er sich selber zu. Er muß ein guter Organisator gewesen sein, denn er reiste immer mit einer großen Gruppe von Gauklern, Tänzern und Marktschreiern. Seine Kunst übte er auf den Märkten aus. Wahrscheinlich waren seine Fähigkeiten zu jener Zeit nicht schlechter als üblich. 1703 erwarb er ein Haus in Magdeburg, wo noch heute ein Denkmal von ihm steht. Er starb jedenfalls als geachteter und ziemlich wohlhabender Mann.

In jener Zeit wurde eine Operation ausgeführt, die Geschichte machte und noch heute in jedem Lehrbuch unter «Geschichte der Chirurgie» zu finden ist, die erste Magenoperation.

Für die Chirurgen jener Zeit war der Bauchraum «tabu», man konnte die unweigerlich einsetzende Peritonitis nicht beherrschen und vermied darum, die Bauchhöhle zu eröffnen. Verschluckte Fremdkörper, die auf konservative Maßnahmen, wie Erbrechen, nicht zum Vorschein kamen, beließ man darum. Eine operative Eröffnung des Magens wagte kaum einer.

Trotzdem wurde im Jahre 1635 die erste Magenoperation vorgenommen. Sie gelang und blieb für Jahrhunderte die einzige dieser Art. Was geschah damals?

Im Dorf Grünwalde nahm der Knecht Andres Grünheide zu Pfingsten an einer zünftigen Zecherei teil. Er hatte dem Alkohol wohl ziemlich reichlich zugesprochen, denn am nächsten Morgen fühlte er sich gar nicht wohl und hielt ein kräftiges Erbrechen für angebracht. Er nahm ein Messer und steckte sich dessen Griff in den Rachen. Der Erfolg trat zwar nicht ein, aber das Messer rutschte ihm in den Schlund und blieb in der Speiseröhre stecken. Es gelang ihm nicht, das Messer wieder hervorzubringen.

Was er dann unternahm, war aber noch weniger sinnvoll. Er griff sich eine Kanne Bier und trank sie auf einmal aus. Der Erfolg war, daß sein Messer nun in den Magen gerutscht war.

Beschwerden hatte er am nächsten Tag kaum, aber er war voller Angst.

Erst nach 3 Wochen schickte ihn sein Gutsherr nach Königsberg. Am 20. Juni kam er dort an, und am 25. trat ein Konsilium von Ärzten zusammen, um sich über diesen ungewöhnlichen Fall zu beraten. Man entschied sich für eine Operation, das war gegen alle Regeln der damals geübten Medizin.

Am 9. Juli 1635 wurde diese Operation in einem Privathaus ausgeführt. Nach einem allgemeinen Gebet, so wird berichtet, bekam der Patient erst einmal eine ordentliche Portion warmer Suppe, dann band man ihn aufrecht an ein Brett.

Den ungewöhnlichen Eingriff nahm der Chirurg der Stadt, namens Daniel Schwabe, vor. Man hatte ihn vorsichtshalber dreimal gefragt, ob er diesen Eingriff auch wirklich wagen wollte.

Schwabe durchtrennte die Muskulatur, fand aber den Magen nicht. Der Patient war inzwischen ohnmächtig geworden, und man legte ihn mit dem Brett auf ein Bett. Schwabe stellte jetzt erst fest, daß das Bauchfell noch gar nicht geöffnet war. Der Patient hatte sich inzwischen erholt und wurde wieder in die Senkrechte gebracht. Jetzt durchtrennte der Operateur das Bauchfell und fand auch sogleich den Magen. Da er ihn aber nicht festhalten konnte, legte er einen dicken Faden durch die Magenwand und hielt ihn damit fest. Jetzt konnte er den Magen eröffnen und das Messer entfernen.

Angeblich soll der inzwischen wieder zu sich gekommene Patient beim Anblick des Messers gerufen haben: «Das ist ja mein Messer!»

Schwabe vernähte die Wunde, und gegen 10 Uhr war die große Operation beendet.

Grünheide wurde gesund und ließ sich einige Jahre später mit einem Stahlstich verewigen, wobei die Narbe besonders dargestellt wurde. Damit war Schwabe ein chirurgischer Pionier geworden.

In späterer Zeit wurden ähnliche Fälle bekannt, aber die Patienten scheinen sie alle nicht überlebt zu haben.

Die Entwicklung der Anatomie

Ein deutscher Anatom unseres Jahrhunderts sagte einmal: «Ein Arzt ohne gute anatomische Kenntnisse ist wie ein Maulwurf, er arbeitet im Dunkeln, und Erdhügel sind das Ergebnis seiner Arbeit.» Dieser etwas makabere Satz enthält sicher viel Wahrheit und trifft für den heutigen Arzt bestimmt zu, besonders für den Chirurgen. Wie aber war es zu jenen Zeiten, da die Anatomie auf den tönernen Füßen mangelnden Wissens stand? Wie konnte der einzelne Arzt und Chirurg ausreichende Kenntnisse haben, wenn sie nicht erforscht waren?

Wir können heute nicht mehr verstehen, daß man in der Antike, die bereits von der Kugelgestalt der Erde wußte, die schon ganz richtige Deutungen unseres Kosmos gewonnen hatte, die sowohl den Erdumfang als auch die Entfernung zum Mond annähernd richtig berechnete, vom Bau des menschlichen Körpers ein so geringes Wissen hatte und in Vorstellungen verharrte, die der Wirklichkeit annähernd so weit entfernt waren wie der Abstand zwischen Erde und Mond.

Es war nicht der mangelnde Wissensdrang, der in diesem unbegreiflichen Unwissen beharrte, es waren die damaligen Gesetze und religiösen Vorstellungen, die diese Scheu vor dem Zergliedern des menschlichen Körpers erzwangen. Die wenigen anatomischen Forschungen, denen zumeist die Ergebnisse von Tierzergliederungen zu Grunde lagen, konnten die Anatomie nicht ausreichend fördern. Die Zeiträume, da in Alexandria ein Herophilos und Erasistratos sich von diesen Zwängen befreiten, waren zu kurz bemessen, um das Wissen der Anatomie aus völlig überholten und wissenschaftlich unhaltbaren Vorstellungen herauszulösen.

Der Bau der Arme und Beine war dem Auge des Arztes leichter zugänglich, die anatomischen Kenntnisse waren da nicht so verschlungen und falsch, wie sie für den Körper, die Brust- und Bauchhöhle   97 zutrafen. Es dauerte noch fast 2000 Jahre, bis man wenigstens ein einigermaßen richtiges Wissen gewann.

Es waren vor allem drei Männer, die mit ihrer Lebensarbeit der Anatomie zum Durchbruch verhalfen, Leonardo da Vinci (1452–1519), Andreas Vesal (1514–1564) und William Harvey (1578–1658); sie ließen eine neue Zeit für die medizinische Wissenschaft anbrechen und gaben einen gewaltigen Impuls für den Fortschritt, falsche erstarrte Vorstellungen begannen zu zerbrechen.

Beginnen wir bei Leonardo da Vinci, er war der anerkannt universellste Geist der Renaissance, Maler, Bildhauer, Ingenieur, Erfinder und Anatom. Er war seiner Zeit sehr weit voraus und dachte schon an Dinge, die erst Jahrhunderte später möglich wurden. Er war der erste, der sich systematisch mit der Erforschung des menschlichen Körpers befaßte. Es war nicht die Medizin, die ihn zu dieser Forschung trieb, es war einfach der unbändige Wissensdrang, der ihn dazu zwang. Er wollte nicht nur wissen, wie der menschliche Körper gebaut war, er wollte auch das «Warum» wissen und stellte sich nach jeder gewonnenen Erkenntnis viele Fragen. Warum atmet man, warum lacht und weint der Mensch, wie wird er gezeugt und geboren? Warum bewegt sich das zweite Auge mit dem ersten, warum, warum? Es war ein Suchen nach dem Geheimnis des Lebens. Seine anatomischen Skizzen, die er als genialer Maler selbst meisterlich fertigen konnte, sind wahrscheinlich sein geschlossenstes Werk. Die Systematik seines Vorgehens läßt uns vermuten, daß jene 150 uns heute vorliegenden anatomischen Skizzen nicht alle sind, die er zeichnete. Ein großer Teil wird verlorengegangen sein. Die uns hinterlassenen Blätter wurden ohnehin nur durch einen glücklichen Zufall wieder gefunden.

Nachdem diese Zeichnungen lange Zeit als verschollen galten, fand der Sekretär des englischen Königs, namens Dalton, im Jahre 1778 in einem verstaubten Winkel des Schlosses Kensington eine alte Schatulle, die diese 150 Blätter enthielt. Niemand kann bis heute sagen, wie sie dort hingekommen sind, es gibt nur Vermutungen. Sie liegen uns jetzt, erforscht und kommentiert, als Buch vor, und wir können den genialen Geist des Leonardo nur andächtig bewundern, wenn wir diese Bilder betrachten.

Natürlich sind in diesen anatomischen Zeichnungen auch Fehler 98 enthalten, vergleichen wir sie mit einem modernen anatomischen

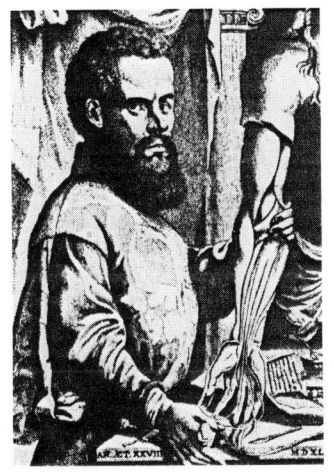

ANDREAS VESALIUS
(1514–1564)

Atlas unserer Tage, das schmälert die Größe dieses Werkes aber nicht. Jeder Strich läßt seinen Wunsch nach Genauigkeit ahnen. Seine Arbeit war für die damalige Zeit von unerhörter Kühnheit. Er begann diese Studien mit 35 Jahren, als er im Dienst des Herzogs Lodovico Sforza in Mailand stand. Das kirchliche Verbot von Sektionen menschlicher Körper war kurz vorher aufgehoben worden. Später wurde es aber wieder erneuert, als Leonardo im 61. Lebensjahr war, weil der Mensch ein Abbild Gottes sei, auch der tote Mensch. Leonardo hat insgesamt etwa 30 männliche und weibliche Körper zergliedert. Die Leichen mußte er sich teilweise unter abenteuerlichen Umständen besorgen, sein Diener half ihm dabei. Es waren darunter viele hingerichtete Verbrecher. Da die Leichen wohl kaum immer ganz frisch gewesen sind, gehörte schon eine enorme Überwindung für diese Arbeit.

Wir können uns heute nicht mehr vorstellen, was es bedeutete, alle Hindernisse jener Zeit überwinden zu müssen, um der Wahrheit des Wissens zum Siege zu verhelfen. Was mag Leonardo gedacht haben, wenn er in nächtlichen Stunden bei Kerzenlicht die Leichen sorgfältig zergliederte und vieles sah und fand, was den damaligen anatomischen Vorstellungen so völlig zuwiderlief?

Übrigens ist uns bekannt, daß auch Michelangelo schon einmal eine Sektion vorgenommen hat; er mußte aber aufgeben, weil ihm schlecht dabei wurde und er tagelang nichts zu essen vermochte. Wenden wir uns Vesalius zu.

Andreas Vesal wurde am 31. Dezember 1514 in Brüssel geboren, seine Familie stammte aus Wesel, daher der Name. Er studierte in Löwen, Montpellier und Paris Medizin und widmete sich vorwiegend der Anatomie. Als er einmal eine Vorlesung bei Winther von Andernach, Professor in Paris, hörte, wobei der Professor in der damals üblichen Manier aus einem gelehrten Buch vorlas und ein Gehilfe die Leiche sezierte, sagte er, daß Winther wohl noch niemals selbst ein Messer in Händen gehalten hätte, sonst müßte er die Widersprüche zwischen seiner Lesung und den Wirklichkeiten an der Leiche wohl längst erkannt haben.

Der große Kult, der um Galen nach der Wiederentdeckung seiner Schriften gemacht wurde, war ein Hindernis für die ganze medizinische Wissenschaft.

100   Vesal legte in Padua am 5. Dezember 1537 das Doktorexamen ab, er

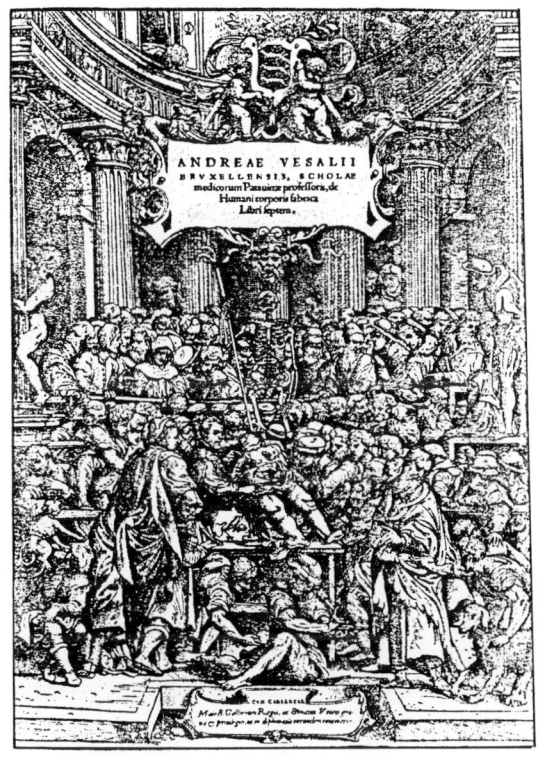

«DE HUMANI CORPORIS FABRICA»
Titelblatt der Werkes von Vesal, 1543

war noch nicht ganz 23 Jahre alt. Am Tag nach dem Examen erfolgte bereits die Ernennung zum ordentlichen Professor für Anatomie und Chirurgie.

Vesal lehrte die Anatomie auf eine neue Art, er sezierte die Leichen selber vor.

In Venedig hatte er seinen Landsmann Jan Stephanus Calcar kennengelernt, einen guten Maler und Schüler Tizians. Als Vesal 1538 sein erstes Werk, die «Tabulae anatomicae» (Anatomische Tafeln) vorlegte, da hatte Jan Calcar die Zeichnungen dazu gemacht. Leonardos Skizzen hat Vesal wahrscheinlich nie zu Gesicht bekommen.

Als Vesal in Bologna mehrere Leichen zergliederte, darunter auch einen Affen, da glaubte er anhand der Galenischen Berichte plötzlich zu erkennen, daß Galen nur Tiere seziert haben mußte und die dabei gewonnenen Erkenntnisse einfach auf menschliche Verhältnisse übertragen hatte. Vieles sprach dafür, und wahrscheinlich hatte Vesal mit dieser Vermutung auch recht.

Vesal hielt Vorlesungen an mehreren Universitäten. Nach Padua in Bologna und Pisa, 1540 kam er dann nach Basel, wo auch sein großes anatomisches Werk «De humani corporis fabrica libri» im Jahre 1543 erstmalig erschienen ist.

Vesal war bei der Erscheinung dieses umfangreichen und ungewöhnlichen Buches erst 29 Jahre alt. Obwohl er seine anatomischen Forschungen schon als halbes Kind begann, ist die gewaltige Arbeitsleistung, die in diesem großen anatomischen Werk steckt, nur zu bewundern.

Wir wissen übrigens nicht genau, ob Calcar auch die Zeichnungen für dieses Buch fertigte; Vesal soll zu jener Zeit mehrere Schüler von Tizian gekannt haben, auch den Meister selber. Hat er vielleicht die Bilder selber gezeichnet?

Vesal war der eigentliche Begründer der modernen Anatomie, auch wenn manches aus seinem Buch nicht ohne Fehler ist. Die Befangenheit durch die Lehre Galens machte es einfach nicht möglich, alles richtig zu sehen. Außerdem wurde das erste brauchbare Mikroskop erst 1590 durch den Holländer Jansen erfunden, so daß eine Erkennung wichtiger, zum Verständnis gehörender Details, noch gar nicht möglich gewesen ist.

Vesals Buch muß wie eine Bombe in die Welt der medizinischen Wissenschaft eingeschlagen haben und erweckte, wie zu erwarten war,

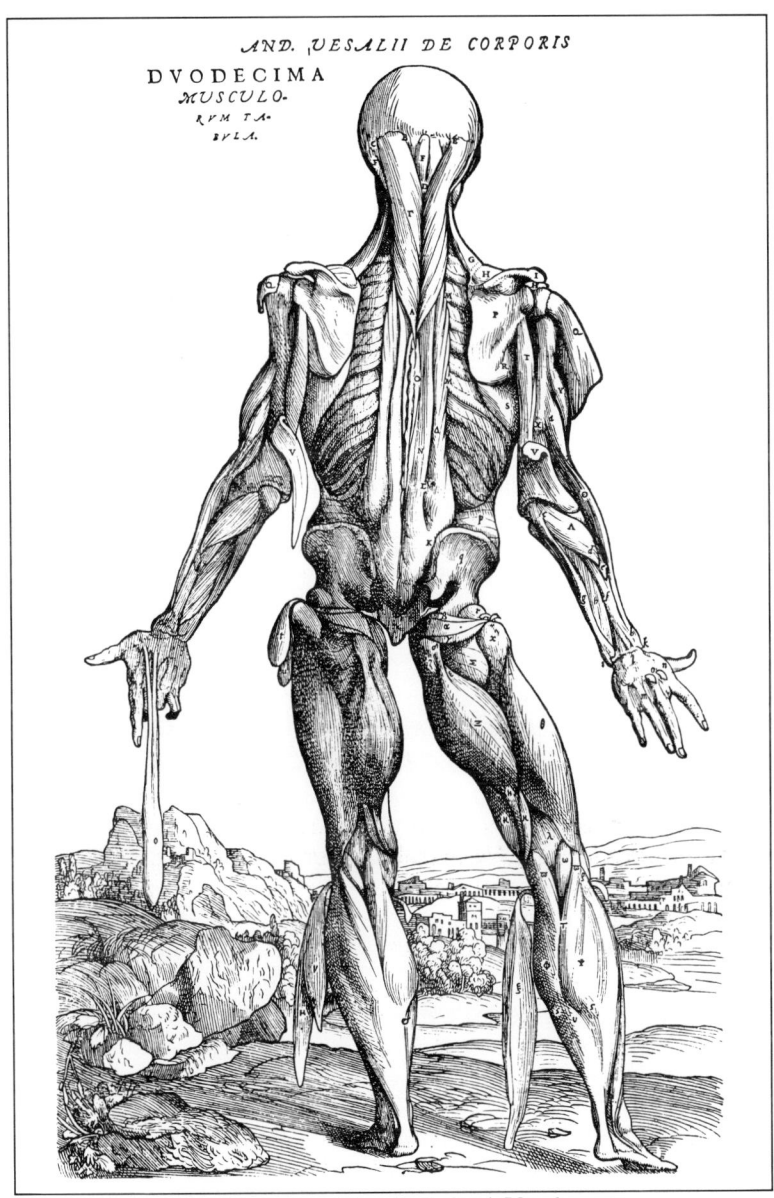

DVODECIMA
MVSCVLO-
RVM TA·
BVLA.

Muskelmann aus dem Lehrbuch Vesal, 1555

auch viele Widersacher. Nach und nach erkannte man seine unwiderlegbaren Arbeiten aber als richtig an.

Der Lebensweg von Vesal war wechselhaft. Karl v. ernannte ihn auf der Höhe seiner Laufbahn zu seinem Leibarzt, und er begleitete seinen Monarchen auf allen seinen Reisen. Nach dessen Abdankung trat er in die Dienste Philipps ii. in Madrid. Er erwarb sich auch als Arzt und Chirurg einen ausgezeichneten Ruf. Allerdings ist die im Jahre 1569, also fünf Jahre nach seinem Tode, erschienene «Chirurgia magna», die unter seinem Namen herausgegeben wurde, mit Sicherheit nicht von ihm verfaßt, es handelt sich dabei um eine Fälschung, deren Beweggründe und wirkliche Verfasser nicht bekannt wurden; es gibt nur Vermutungen.

Vesal erlitt ein sehr tragisches Schicksal, er wurde in Madrid von einem Inquisitionsgericht zum Tode verurteilt. Es existiert ein Bericht, daß er einen vornehmen Spanier mit dem Einverständnis der Familie seziert habe, um die Todesursache zu klären. Angeblich soll nach dem Öffnen des Brustkorbes dessen Herz wieder zu schlagen begonnen haben. Wir wissen nicht, ob ein so erfahrener Arzt und Anatom wirklich einen derartigen Fehler begehen konnte, wahrscheinlich ist das nicht.

Philipp änderte die Todesstrafe in eine Pilgerfahrt zum Heiligen Grabe um.

Auf der Rückfahrt wurde sein Schiff an die Ufer der Insel Zante geworfen, wo er am 15. Oktober 1564 in Hunger und Elend verstarb.

Wie immer, wenn bei großen Männern, deren Ende sich im Dunkel der Geschichte verliert, gibt es auch bei Vesal noch andere Versionen seines Endes, die aber alle kaum belegbar sind.

Der dritte große Forscher dieses Dreigestirns war der Engländer William Harvey, er wurde am 1. April 1578 in Folkstone geboren und studierte Medizin in Cambridge. 1598 ging er nach Padua, wo er zum Doktor der Medizin promovierte. Er ging danach nach England zurück und soll ein guter Arzt gewesen sein. Harvey wurde Mitglied des medizinischen Kollegiums. 1615 wurde Harvey zum Professor für Anatomie ernannt und widmete sich vor allem der Erforschung des Kreislaufes. Dazu muß ich einige Erklärungen zu den vor Harvey herrschenden Vorstellungen des Blutkreislaufes machen, die vor allem auf Galen zurückgingen. Allerdings zeigte diese alte Lehre einige Varianten, die sich aber nur geringfügig unterschieden.

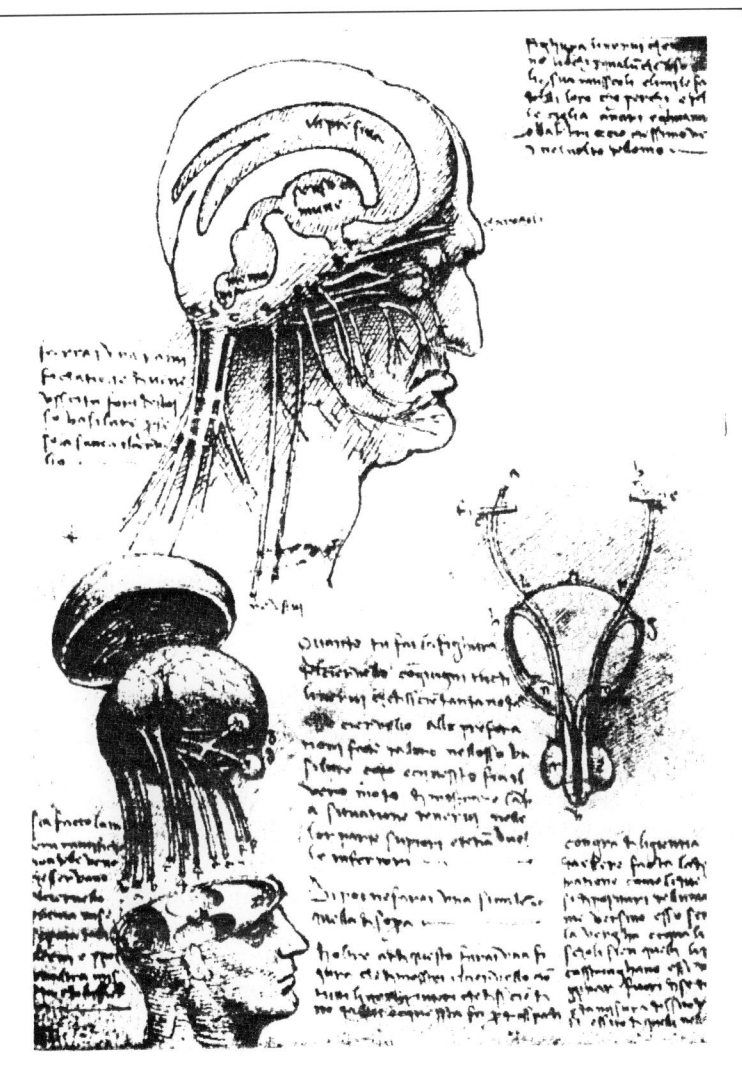

LEONARDO DA VINCI
Skizzen über das Gehirn, die bereits Kenntnisse vermitteln,
die weit über seine Zeit hinausgingen

Nach dieser Lehre erfolgte die Verteilung des menschlichen Blutes hauptsächlich durch die Venen. Es wurde aus den Darmsäften in der Leber gebildet. Die Arterien enthielten nach dieser Lehre das sogenannte «Pneuma» oder den «Spiritus vitalis», der bei Verletzungen aus ihnen entweichen konnte, wonach dann das Blut aus den Venen nachdringe.

Diese Auffassung stützte sich vor allem auf die Tatsache, daß bei der Leiche die Arterien immer fast blutleer zu finden waren. Die kräftige Muskulatur der Arterienwände preßt nämlich das Blut noch nach dem Tode heraus. Die Venen bleiben an der Leiche immer prall gefüllt, da sie keine Muskulatur haben.

Das «Pneuma» wurde als ein energiehaltiger Stoff angesehen, der aus der Luft entnommen wurde und die Beweglichkeit der Glieder und des Kopfes möglich machte.

Eine sehr sonderbare Rolle spielte nach jener Lehre das Herz, es galt als die Quelle der Eigenwärme. Im Herzen sollte das Blut bis zum Sieden erhitzt werden und mußte darum in der Lunge wieder abgekühlt werden. Da die Fische im Wasser leben, benötigten sie eine derartige Abkühlung nicht und hatten aus diesem Grunde, so folgerte man, auch keine Lunge.

Das Herz wurde also nur als eine Art Wärmequelle angesehen. Von der Pump- und Schaltfunktion wußte man nichts.

Schon vor Harvey gab es Anatomen, die erkannt hatten, daß das Blut aus der Lunge zum Herzen zurückfließt, zum Beispiel Miguel Serveto (1511–1553), damit hatte man die Wahrheit aber nur gestreift. Ein Teil des Blutes sollte durch die «Poren» der Herzscheidewand in das linke Herz gelangen, wo es sich mit dem Pneuma mischte. Obwohl manche Anatomen betont hatten, daß diese Poren überhaupt nicht vorhanden waren, blieb man bei dieser Auslegung. Man nahm also an, daß jeder Blutumlauf das Herz nur einmal passiere. Am Ende der Blutgefäße sollte das Blut dann an die Wände pochen und zu Fleisch gerinnen, ähnlich wie die Brandung des Meeres. So fand Harvey die Lehre vom Kreislauf des Blutes vor, als er seine Forschungen begann.

Er berechnete vor allem einmal die Blutmenge. Wenn wir annehmen, daß jeder Herzschlag nur 50 cm^3 Blut pumpen würde und das Herz 70mal pro Minute schlage, dann hieße das, daß die Leber am Tage etwa 5000 Liter Blut produzieren müsse und die gleiche Menge

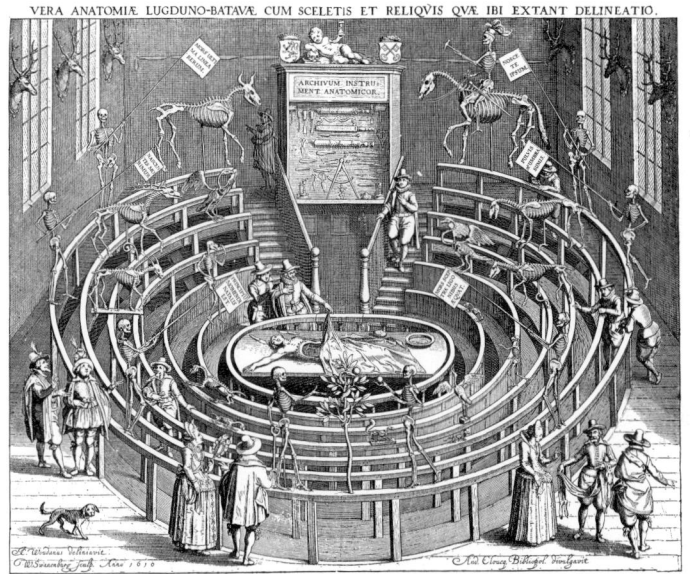

VERA ANATOMIÆ LUGDUNO-BATAVÆ CUM SCELETIS ET RELIQVIS QVÆ IBI EXTANT DELINEATIO.

Das anatomische Theater der Universität Leiden
Die Stätte der Forschung ist zugleich Schaubühne.
Führer zeigen Skelette, eine sezierte Leiche usw. Als Memento
mori dienen der Sündenfall und die Inschriften auf den
Fahnen der Skelette Kupferstich von W. Swanenburg, 1610

sich in Fleisch zu verwandeln habe. Diese Rechnung mag Harvey angestellt haben.

Unverständlich erscheint uns heute, daß nicht andere Köpfe in einer Zeit, da bereits der Erdumfang annähernd richtig berechnet werden konnte, nicht auch solche Berechnungen anstellten.

Harvey fand den Weg, den das Blut nahm, aus den Venen in den rechten Vorhof, von dort in die rechte Kammer, dann über die Lunge wieder in den linken Vorhof und über die linke Kammer in die Arterien. Er erklärte die Atmung und die Ernährung der Gewebe. Die Verbindung zwischen Venen und Arterien sah er allerdings noch nicht, die Kapillaren wurden erst drei Jahre nach dem Tode Harveys durch Malpighi im Mikroskop entdeckt.

Bevor Harvey diese seine Entdeckung 1628 bekanntgab und drucken ließ, hatte er sie mit zahlreichen Vivisektionen nachgeprüft. Seine Schrift «De motu cordis et sanguinis» erregte ein ungeheures Aufsehen, und natürlich fanden sich auch nicht wenige Widersacher, wie sie bei jeder neuen Entdeckung zu finden sind.

Es dauerte aber nicht allzulange, und Harveys Entdeckung wurde Allgemeingut der medizinischen Wissenschaft, die alten unsinnigen Vorstellungen verschwanden. Die neuen Erkenntnisse nagten aber auch an der Autorität Galens.

Harvey wurde später von Karl I. zum Leibarzt ernannt und begleitete den König während des Bürgerkrieges.

Harvey wandte sich später mit seiner Forschung dem Zeugungsproblem zu, und von ihm stammt der erkenntnisreiche Satz:

«Omne animal ex ovo!»

Jedes Leben kommt nur aus dem Ei, für jene Zeit eine kühne Behauptung.

Harveys Erkenntnisse brachten der medizinischen Wissenschaft einen ungeheur starken Impuls, sie öffneten viele Türen und machten es erst möglich, in die richtige Richtung zu schauen.

Harvey starb am 3. Juni 1658 auf seinem Landgut Hampstead, sein Denkmal in Folkstone wurde im Jahre 1881 enthüllt.

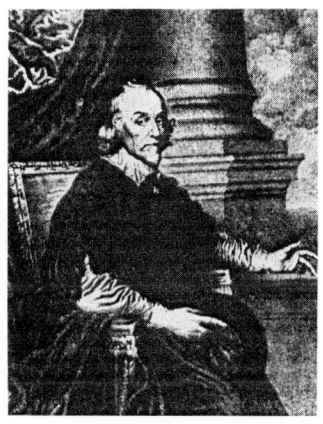

WILLIAM HARVEY
1578–1657
(aus Sudhoff)

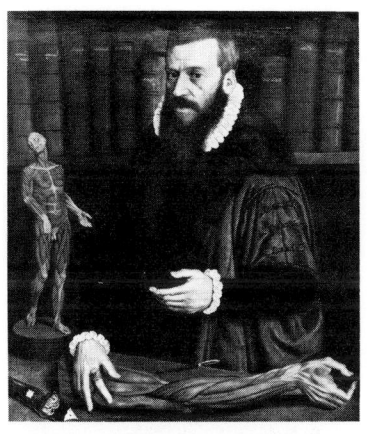

Der Nürnberger Stadtarzt und
Anatom VOLCHER COITER
(1534–1576),
mit anatomischen Modellen
Nikolaus Neufchâtel, 1575
(Stadtbibliothek Nürnberg)

Kriegschirurgie – Feldschere

In der Zeit zwischen dem 16. und 19. Jahrhundert waren in Europa viele kriegerische Auseinandersetzungen, kaum ein Land blieb von deren Folgen verschont. Man hatte Berufsheere, die oft ein buntes Völkergemisch waren. Man kämpfte und starb für Geld. Obwohl sich die kriegerischen Ereignisse hauptsächlich zwischen den Armeen abspielten und man auch meist bestimmte Gepflogenheiten einhielt, zum Beispiel das Pausieren im Winter, so mußten doch fast immer auch die Bürger mitleiden. Die Städte wurden ausgepreßt, besonders wenn sie zu den Verlierern zählten.

Die Heere waren zahlenmäßig nicht groß, zumeist zwischen 30000 und 60000 Mann.

Preußen hatte um die Mitte des 17. Jahrhunderts nur 8000 Soldaten und 3000 Reiter. Der große Kurfürst verfügte aber schon über eine Armee von 38000 Mann. Der Soldatenkönig Friedrich Wilhelm I. hinterließ seinem Sohn, Friedrich dem Großen, eine Armee von 80000 Mann, die dieser noch wesentlich vergrößerte. Friedrich mobilisierte mehr als 200000 Mann während des Siebenjährigen Krieges.

Die Verluste waren aber unverhältnismäßig hoch, dabei starben die wenigsten auf dem Schlachtfeld. Seuchen dezimierten oft die Armeen mehr als die Kämpfe, und nach den Schlachten starben immer wesentlich mehr Soldaten an den schweren Infektionen als während der Kampfhandlungen. Preußen verlor in den 3 schlesischen Kriegen insgesamt 190000 Mann und etwa 30000 Zivilisten durch direkte Kampfhandlungen oder als indirekte Folge des Krieges.

Napoleon stellte schon wesentlich größere Heere auf. Er zog mit einer Armee von 300000 Mann nach Rußland, von denen aber nicht einmal 10 Prozent zurückkehrten.

So große Menschenmassen mußten natürlich medizinisch betreut werden, besonders nach den Schlachten.

Die Zivilbevölkerung wurde in den Städten von akademischen Ärzten und den städtischen Wundärzten versorgt. Die Verwaltungen der Städte hatten das durchaus in ihrer Kontrolle. Anders aber auf dem Lande, dort war die ärztliche Betreuung kaum ausreichend. Die ganze Versorgung lag fast ausschließlich in den Händen von umherreisenden Wundärzten, Badern und Quacksalbern. Eine Kontrolle durch die Behörden war kaum möglich.

Leichtere chirurgische Maßnahmen, wie Zahnziehen usw., erfolgten ohnehin zumeist auf den Jahrmärkten, auf denen die Quacksalber und zweifelhaften Wundärzte mit den Gauklern auftraten. Starstechen und Blasensteinschnitte wurden in den Wohnungen vorgenommen, aber häufig von den gleichen reisenden Wundärzten. Sie machten sich nach diesen Eingriffen ohnehin immer schnell wieder aus dem Staube und überließen die armen Patienten sich selbst und den Heilkräften der Natur. Wir haben viele Berichte aus jener Zeit, die die Trostlosigkeit der chirurgischen Situation in einem unglaublichen Licht erscheinen lassen.

Natürlich wußte man davon und machte auch Versuche, diese Dinge zu bessern, mit mehr oder weniger Erfolg.

Der große Kurfürst erließ 1685 einen Edikt, in dem angeordnet wurde, daß die Obrigkeiten der Städte die vorgelegten Zeugnisse und Diplome der reisenden Wundärzte auf ihre Echtheit zu prüfen hatten. Diese Anordnung wirft ein bezeichnendes Licht auf die damalige Situation. Wer waren aber nun die Ärzte und Chirurgen, die die Soldaten der Armeen versorgten?

Die Armeen hatten als Feldschere Bader und Wundärzte, die aber eine Lehre nachweisen mußten. Ob das immer eingehalten werden konnte, mag zweifelhaft sein, und es läßt sich denken, daß nicht alle Feldschere die Mindestvoraussetzungen erfüllten. Das wird sich erst gebessert haben, als man daran ging, die Feldschere selber durch die Armee einheitlich ausbilden zu lassen.

Es gab aber auch, besonders Ende des 18. Jahrhunderts, in den Armeen viele Wundärzte, die nicht nur gewissenhaft waren, sondern auch eine gute Ausbildung hatten.

Das Land Preußen unternahm in dieser Hinsicht sehr vieles, was als fortschrittlich galt und von anderen Ländern übernommen wurde.

Der preußische Rittmeister Abraham Gehema (1649–1715), der an vielen Schlachten teilgenommen hatte und das schwere Schicksal der

Verwundeten aus eigenem Erleben kannte, kämpfte schon früh für eine Verbesserung der Verhältnisse. Er beklagte, daß das Verhältnis von 1 Feldscher pro 20000 Mann höchst mangelhaft wäre und hielt auch die Ausrüstung der Feldschere für ganz schlecht. Der sogenannte «Feldkasten» der Feldschere war auch keinesfalls ausreichend. Gehema wollte auch den großen Unterschied zwischen den Ärzten und Chirurgen beseitigt sehen.

Zweifellos hatte er recht, aber er fand leider wenig Widerhall in der Armeeführung, es blieb noch lange Zeit beim Althergebrachten.

Ein Zeitgenosse von Gehema war der Feldwundarzt Gottfried Purmann; er war ein tüchtiger Chirurg und hat sich in vielen Schlachten sehr für die Verwundeten eingesetzt. Er dachte teilweise durchaus fortschrittlich, denn er hielt die Eiterung nicht unbedingt für jede Heilung erforderlich. Trotzdem war er ein Kind seiner so wissensbefangenen Zeit, denn er war der Erfinder der sogenannten «Waffensalbe», die aus allen möglichen obskuren Dingen zusammengesetzt war, darunter Eberschmalz und Regenwürmer. Dieses Produkt schmierte er aber kurioserweise nicht auf die Wunde, sondern auf die Waffe, die für die betreffende Verwundung verantwortlich war. Das sollte die Heilung beschleunigen, eine wirklich recht merkwürdige Behandlungsart.

Als Preußen Anfang des 18. Jahrhunderts einen Generalchirurgen einsetzte, dem die gesamten Feldschere unterstellt wurden, da besserte sich vieles, vor allem wurden sie nun einheitlich ausgebildet.

Conrad Holtzendorff (1688–1751) war der erste Generalchirurg in Preußen, ein weitsichtiger Mann. Er verbesserte die Versorgung der Verwundeten ganz entscheidend und wurde später sogar in die Akademie der Wissenschaften aufgenommen.

Holtzendorff gründete 1727 das «Collegium medico-chirurgicum», das die Aus- und Weiterbildung der Armeefeldschere übernahm. Auch die Gründung eines Hospitals für die Armeeangehörigen war das Werk Holtzendorffs, es wurde später auch für alle Bürger geöffnet.

Er nannte diese Einrichtung «Charité», die nach und nach immer mehr ausgebaut wurde und heute noch in Berlin unter diesem Namen besteht.

Auch in Frankreich wurden ganz wesentliche Verbesserungen getroffen, dort war der Chirurg Jean Dominique Larrey (1766–1842) die treibende Kraft. Napoleon nannte ihn seinen tapfersten Mann. Auf ihn komme ich noch einmal zurück.

Was spielte sich nun auf den Schlachtfeldern ab?

Wenn die Heere nach der Artillerievorbereitung aufeinandertrafen, dann kämpfte Mann gegen Mann, es gab kein Erbarmen. Jeder war auf sich gestellt und kämpfte, um sein eigenes Leben zu erhalten. In diesen Kämpfen gab es besonders viele Hieb- und Stichverletzungen. Die Hiebverletzungen geschahen zumeist mit dem Säbel oder dem Gewehrkolben, und in der Mehrzahl aller Fälle war der Schädel davon betroffen. Ein Schlag mit dem schweren Kolben am langen Gewehr ließ wohl zumeist den Schädelknochen bersten. War der Schädel schwer zerschlagen und lag durch den Säbel- oder Kolbenhieb das Gehirn frei, dann galt eine derartige Verwundung fast immer als tödlich.

Kam der Verwundete noch lebend vom Schlachtfeld, dann wurde die Wunde nur verbunden, mehr zu tun war nicht möglich. Selbst wenn die Gehirnverletzung nicht so gravierend war, so kam doch fast immer eine Infektion hinzu, nicht zuletzt durch das Verbandszeug selbst. War die Hirnhaut nicht verletzt und hatte man nach der Schlacht genügend Zeit, dann versuchte man auch einmal eine Trepanation, also die Hebung des imprimierten Schädelknochens.

Purmann soll eine Reihe solcher Trepanationen vorgenommen haben, aber wie oft er damit von Erfolg gekrönt war, das wissen wir leider nicht.

Tiefe Stichverletzungen der Brust und Bauchhöhle waren nicht nur sehr schmerzhaft, sie waren so gut wie immer auch tödlich. Die Verwundeten starben oft erst nach Tagen sehr qualvoll.

Die Schußwunden waren von besonderer Art.

Zu jener Zeit gab es ja schon Granaten, die von Geschützen abgefeuert wurden. Sie zerlegten sich in viele kleine Teile, die aber zumeist in den Weichteilen steckenblieben.

Derartige Verwundungen waren immer schwer und sehr schmerzhaft. Die Metallteile mußten stets entfernt werden. Auch die Gewehrkugeln, die damals Kaliber bis zu 20 mm hatten, durchschlugen sehr selten, auch sie blieben zumeist in den Weichteilen stecken.

Ohne Entfernung der Geschoßteile war keine Heilung möglich.

Waren die Geschosse in die Brust oder Bauchhöhle eingedrungen, so beließ man sie, der Verwundete starb unweigerlich. Nur in sehr wenigen Fällen, wenn keine lebenswichtigen Organe verletzt wurden, konnten die Verwundeten überleben.

Waren Kugeln in die Arme und Beine eingedrungen und steckengeblieben, so sondierte man die Lage und entfernte sie mit Kugelzangen. Dabei wird es nicht selten zu schweren Verletzungen von Nerven und Gefäßen gekommen sein.

Trat eine unstillbare Blutung auf, häufig eine Folge der Fremdkörperentfernungen, dann griff man zum Brenneisen, eine barbarische und schmerzhafte Maßnahme. Sonst stopfte man jede Wunde mit Werg aus, das aus gezupfter Leinwand hergestellt wurde, auch «Charpie» genannt. Damit öffnete man der Infektion natürlich Tor und Tür. Viele tödliche Infektionen entstanden mit Sicherheit nur durch dieses unreine Werg.

Hatte ein Geschoß oder ein schwerer Säbelhieb am Arm oder Bein eine große Wunde erzeugt, bei der zugleich der große Röhrenknochen gebrochen war, dann wurde die Extremität fast immer amputiert, entweder sofort oder nach der eingetretenen Infektion.

Derartige Verletzungen infizierten sich so gut wie immer, man kannte ja noch keine wirksame Methode der Ruhigstellung.

Larrey war einige Zeit Truppenarzt der französischen Armee in Nordamerika. Dort hatte er gesehen, daß die amerikanischen Ärzte schwere offene Knochenfrakturen immer sofort amputierten, um erst gar keine Infektion aufkommen zu lassen. Er übernahm diese Methode und führte die Amputationen oft noch auf dem Schlachtfeld aus. Er hatte schon als Arzt der Revolutionsarmee eine Einrichtung geschaffen, die das Los der Verwundeten ganz wesentlich erleichterte, das waren Transportwagen, die die Verwundeten aus dem Schlachtfeld herausfuhren, um sie so schneller zu versorgen.

Larrey muß ein ungewöhnlich tapferer Mann gewesen sein, Zeitgenossen berichteten, daß er oft in den dicksten Kugelhagel ging, um die Verwundeten zu versorgen oder herauszuholen.

Larrey begleitete Napoleon auf fast allen Feldzügen.

In der Schlacht bei Borodino soll er angeblich in einer Nacht einmal 200 Amputationen vorgenommen haben.

Wenn wir die Nacht zu 10 Stunden rechnen, dann hätte er theoretisch nur 3 Minuten für jede Operation gebraucht. Das wirft einen Blick auf die Art, wie solche Operationen gemacht wurden. Allerdings dürfte diese Zahlenangabe wohl etwas übertrieben worden sein. Larrey wurde unter Napoleon eine Art von Idol für die ganze Armee, man bewunderte nicht allein sein chirurgisches Geschick, es war vor allem der persönliche Mut dieses Mannes, der einen Glorienschein um ihn wand. Kein Schlachtgetümmel, kein Kugelregen konnte ihn davon abhalten, den verwundeten Soldaten zu helfen.

Der Maler Huard hat ihn in mehreren Gemälden verewigt, wie er mitten in der Schlacht die Soldaten chirurgisch versorgte.

Über die Kriegsverluste möchte ich einige Zahlen nennen.

Unter Napoleon erreichte die Größe der Armeen für jene Zeit ungeheure Ausmaße. Bei Austerlitz führte er schon fast 100 000 Mann auf das Schlachtfeld, davon verlor er 12 000 Tote. Bei Smolensk waren es 180 000 Soldaten, die in die Schlacht zogen, von denen über 20 000 starben. Bei Waterloo hatte er auch noch mehr als 70 000 Mann, von denen aber fast die Hälfte auf dem Schlachtfeld blieben. Zwischen 1792 und 1815 kämpften insgesamt 4,5 Millionen Soldaten unter der französischen Flagge, von denen mehr als 2,5 Millionen starben. Aber nur der kleinere Teil, nämlich 150 000 Mann, fiel unmittelbar auf den Schlachtfeldern, der größere Teil starb nach den Schlachten an den Infektionen und an Seuchen.

Das waren nüchterne Fakten und Zahlen, wie aber sah die menschliche Seite aus?

Alle Schlachten dauerten mindestens einen Tag, viele tobten aber auch mehrere Tage.

Die Verwundeten blieben dort liegen, wo sie niedergemacht wurden, falls sie nicht in der Lage waren, sich selbst fortzuschleppen. Was mögen sie empfunden haben, wenn sie hilflos und mit schweren Schmerzen dort lagen und das Schlachtgetöse über sie hinwegging? Jeden Augenblick mußten sie damit rechnen, daß sie zertreten wurden oder vom Gegner den Gnadenstoß bekamen. Aber auch wenn das Ringen zu Ende war, dann konnte es noch lange dauern, bis man sie fand und bergen konnte.

Sie schrien ihren Schmerz hinaus, versuchten vielleicht ihre Blutung zu stillen und litten unter dem Durst durch den Blutverlust. Wenn man sie dann nach Sonnenuntergang suchte, mögen sie sich durch Rufen bemerkbar gemacht haben. Bei vielen aber suchten die helfenden Kameraden erst noch herauszufinden, ob sie noch lebten und sich die Mühe des Abtransportes noch lohne.

118 Es muß für die Betroffenen ein jammervolles Erlebnis gewesen

sein, ein Vorhof zur Hölle. Das war es wohl auch, was den Schweizer Henri Dunant so tief ergriff, als er das entsetzliche Elend auf dem Schlachtfeld bei Solferino mit eigenen Augen sehen konnte. Es ließ ihn nicht mehr los, und er war es, der schließlich die Gründung des Roten Kreuzes und später die Genfer Konvention erzwang, die im Jahre 1863 von fast allen Staaten unterzeichnet wurde.

Wenn die Verwundeten nach der Schlacht geborgen werden konnten, dann war für sie noch nicht alles Schwere vorbei. Man sammelte sie zumeist in Kirchen oder großen Gebäuden, wo sie auf Stroh liegend warteten, bis sie mit der Versorgung an die Reihe kamen.

Sie hörten das Schreien derer, die amputiert werden mußten ohne Narkose, oder derer, denen man die Kugeln aus dem Leib reißen mußte. Sie rochen das Blut und den Eitergestank, warteten voller Angst darauf, was sie noch an Schmerzen erleben mußten.

Niemand kann sich heute wohl noch in die Lage dieser armen, gequälten Menschen hineinversetzen.

Selbst wenn alles für die damaligen Verhältnisse noch so gut organisiert gewesen sein mag, es war unmenschlich, was sie zu ertragen hatten.

Die Sterblichkeit der Amputierten war ungewöhnlich hoch, es starben auch nach den glücklich überstandenen Amputationen noch fast ein Drittel an Entkräftung, am Wundstarrkrampf oder den auftretenden Infektionen. Nicht wenige mögen wohl auch einfach verblutet sein.

Das Los der verwundeten Soldaten war schrecklich, verbunden mit großen Schmerzen und der Angst vor dem Verlust des kläglich dahinrinnenden Lebens. Ihr Schicksal war die andere Seite der glorreichen Siege und Schlachten, weitaus weniger beachtet oder verherrlicht. Ihr Schicksal war das stille und kaum in der Erinnerung verharrende, in den Hintergrund gedrängte Bild, der in kämpferischen Ruhm getauchten Geschichte der Völker. Den Schlachtenlenkern blieb der Ruhm, dem zerschossenen und verstümmelten Soldaten nur das Leid.

Wenn uns Heutigen auch die kaum zu fassende Größe des menschlichen Leides erschrecken mag, so muß man doch jene Männer bewundern, die mit völlig mangelhaften Kenntnissen der Anatomie und Chirurgie oft unter Einsatz ihres Lebens auf den Schlachtfeldern zu helfen suchten. Sie wollten die geschlagenen Wunden heilen 119 und Leben erhalten. Ihr Verhalten war geprägt von menschlichem und ärztlichem Bemühen, auch wenn die Unzulänglichkeit ihres Wissens den Erfolg teilweise oder oft auch gänzlich versagen mußte.

Chirurgie des 18. Jahrhunderts

Die Chirurgie im Deutschland des 18. Jahrhunderts wurde von einem hervorragenden Mann geprägt, sein Name war Lorenz Heister (1683–1758), der in Frankfurt am Main geboren wurde. Heister begann im Jahre 1702 das Studium der Medizin im benachbarten Gießen. Später ging er nach Wetzlar und von dort nach Holland. In Deutschland nahm die Wissenschaft der Medizin damals keine so hervorragende Stellung ein, zeitgemäßes Wissen wurde besser in Frankreich, Holland oder auch in England vermittelt.

In Leiden hörte Heister Anatomie bei dem bereits erwähnten Johannes Rau. An der Leidener Universität soll er auch dem «Bruder Jacob» begegnet sein, von dem ebenfalls schon berichtet wurde. Er unterbrach sein Studium mehrmals, um an den drei Feldzügen der kaiserlichen Armee gegen Frankreich teilzunehmen, bei denen er bereits als Feldchirurg eingesetzt wurde.

Heister erlebte auch die Schlacht bei Malplaquet, bei der es auf der kaiserlichen Seite mehr als 5000 Verwundete gab. Vielleicht war es gerade die entsetzliche Situation jener Verwundeten, die Heister die Wichtigkeit der Chirurgie vor Augen führte und sein besonderes Interesse für dieses Fach weckte. Er konnte bald selbständig operieren und so viele eigene Erfahrungen sammeln.

Im Winter, wo in jener Zeit der Krieg stets eine große Pause einzulegen pflegte, eilte er dann immer wieder nach Leiden zurück, um seine Studien fortzusetzen.

Heister promovierte im Jahre 1709 zum Doktor der Medizin. Zu jener Zeit waren nur sehr wenige chirurgisch tätige Ärzte mit einem Universitätsstudium ausgestattet.

Heister wurde bereits ein Jahr nach seiner Promotion zum ordentlichen Professor an der Universität Altdorf ernannt, dort lehrte er Anatomie und Chirurgie.

Heister arbeitete sehr an der Verbesserung der Ausbildung für die 121 nichtärztlichen Chirurgen und wollte die Chirurgie aus dem Handwerksbereich herausholen. Er unterrichtete seine Studenten nicht nur in der Theorie, er unterwies sie auch im Praktischen, er machte ihnen die Chirurgie vor. Die Berufung von Heister war für die damalige Zeit ein ganz ungewöhnlicher Vorgang, die Chirurgen jener Zeit konnten sich zwar an den Universitäten chirurgische Theorien anhören, aber die Praxis gehörte nicht zur Universitätsausbildung, die wurde den chirurgischen Handwerkern überlassen. Heister schlug damit also einen ganz neuen Weg ein, der auch schon nach kurzer Zeit Früchte trug. Er war wahrscheinlich in ganz Europa der einzige akademische Arzt und Lehrer, der die Chirurgie praktisch ausübte und lehrte. In Altdorf schrieb er auch seine chirurgischen Erfahrungen nieder und gab sie als Buch im Jahre 1718 in deutscher Sprache heraus; es hieß: «Chirurgie in welcher alles was zur Wundarzney gehöret, nach der neuesten und besten Art gründlich abgehandelt.»

Dieses Buch, das mehr als 1000 Seiten umfaßte und mit vielen Abbildungen versehen war, blieb sehr lange das einzige chirurgische Lehrbuch in deutscher Sprache. Es ist uns in vielen Exemplaren erhalten geblieben.

Sehr schnell erfolgte dann eine Übersetzung dieses großartigen Werkes in mehrere fremde Sprachen, zuletzt auch in Latein, es erreichte eine große Verbreitung.

Diese erste systematische Zusammenstellung des ganzen damals vorhandenen chirurgischen Wissens wurde kritisch beleuchtet und enthielt alle eigenen Erfahrungen. Es setzte völlig neue Maßstäbe und führte die Chirurgie in das Reich der Wissenschaft ein. Heister war auch sonst sehr fleißig, von ihm stammen über 200 Arbeiten aus allen Bereichen der Chirurgie, einige davon waren bahnbrechend, zum Beispiel die über den hohen Blasensteinschnitt.

Im Jahre 1728 erschien die Schrift: Dissertatio chirurgico-media de alto adparatu hoc est de methodo calculum vesicae super osse pubis extrahendi (Chirurgisch medizinische Erörterung der hohen Gerätschaft als einer Methode, den Blasenstein oberhalb des Schambeins zu entfernen).

Das war jener hohe Blasensteinschnitt über dem Schambein, den Franco schon einmal gewagt hatte. Diese Methode war sinnvoller und vor allem nicht so schmerzhaft wie der Dammschnitt. Heister

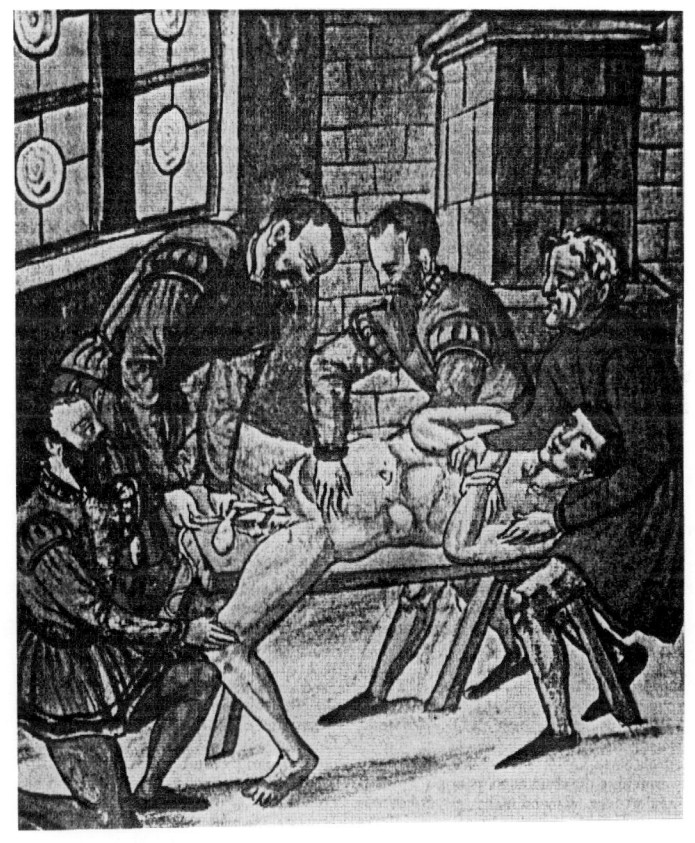

Operation eines Leistenbruches
(aus der Handschrift Strohmayr, Stadtbibliothek Lindau)

hatte die Anatomie der Blase gut studiert und konnte nachweisen, daß der hohe Schnitt durchaus ohne großes Risiko möglich war. Er beschrieb genau, wie man die Eröffnung des Bauchfells vermeiden konnte. Heister hatte diesen neuen Schnitt erstmalig im Jahre 1723 gemacht und dann noch sehr oft wiederholt. Nach dieser Methode wird auch heute noch operiert, wenn auch unter ganz anderen Voraussetzungen.

Wie ich bereits erwähnte, müssen Blasensteine in den vergangenen Jahrhunderten wesentlich häufiger gewesen sein als in der heutigen Zeit.

Wir wissen nicht, inwieweit diese neue Operationsmethode Anklang fand, sicher ist, daß im deutschen Raum sich einige Nachahmer fanden.

Heister konnte in vielen Dingen auf dem aufbauen, was ihm von zahlreichen Vorgängern vorbereitet wurde, aber trotzdem blieb er der überragende Chirurg des 18. Jahrhunderts. Er war von einer ausgeprägten Arbeitskraft und großer Gewissenhaftigkeit. Sein großes Ziel war, die Chirurgie aus dem zwielichtigen Milieu herauszuführen und die Gleichstellung mit den akademischen Ärzten zu erreichen. Er wußte sehr genau, daß ein solcher Schritt seine Zeit brauchte und nicht in einem oder zwei Jahrzehnten zu bewältigen war. Sein Wirken hat aber ganz wesentlich dazu beigetragen, die Kluft zu überwinden.

Bei der Chirurgie des 18. Jahrhunderts darf ein anderer Mann nicht vergessen werden, das ist der Schweizer Albrecht von Haller (1708–1777). Er stammte aus Bern und wurde ordentlicher Professor an der neugegründeten Universität Göttingen. Haller schuf dort ein Zentrum für die medizinische Wissenschaft. Er wirkte im gleichen Sinne wie Heister.

Im Berlin des damaligen Preußen hatte sich inzwischen viel getan, die von Holtzendorff gegründete Charité wurde eine Mustereinrichtung für alle Länder. Saubere Zimmer, helle und im Winter beheizte Räume, in denen jeweils in sauberen Betten 12 Patienten lagen (nur einer pro Bett), für jene Zeit war das ein ganz neuer Stil. Man schloß später noch eine Gebärklinik an und auch eine Art von Pflegestation für sehr alte und gebrechliche Menschen. Die Klinik leiteten Theodor Eller (1689–1760) als Arzt und Gabriel Senff (etwa 1670–1738) als Chirurg. Die Charité hatte einen so guten Ruf, daß

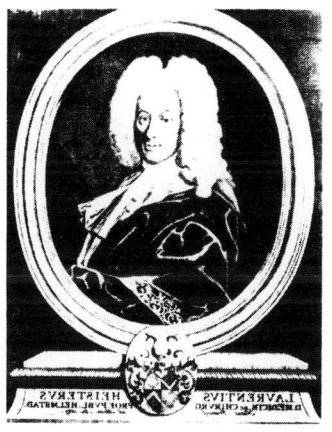

LORENZ HEISTER
(1683–1758)
Chirurg und Anatom,
Altdorf/Helmstedt

Heister seinen Sohn Friedrich zur Ausbildung zu Senff schickte. Senff hatte den neuen Schnitt von Heister übernommen, und Holtzendorff kam eigens in die Charité, um sich die Methode des hohen Blasensteinschnittes anzusehen. Er war tief beeindruckt. Eller und Senff taten sehr viel, um die Chirurgie dem Ärztestand gleichzustellen, sie behandelten beide Disziplinen gleichrangig.

Aus der Schule von Senff gingen viele gute Chirurgen hervor, wie Johann Schmucker (1712–1786) und Ulrich von Bilguer (1720–1796). Die Chirurgie verlor in jener Zeit viel von ihrer Zwielichtigkeit und ihrem Schrecken.

Andere Staaten gingen einen ähnlichen Weg. Frankreich gründete im Jahre 1731 die Académie de Chirurgie, die bereits 1794, mitten in der großen Französischen Revolution, endgültig in die Akademie der Wissenschaften aufgenommen wurde.

Auch Österreich schuf unter Joseph II. eine medizinisch-chirurgische Schule, aus der dann im Jahre 1785 die Josephs-Akademie entstand. Sie hatte das Recht, Doktorentitel und Magistertitel zu verleihen, und stellte die Chirurgie im Rang den anderen Wissenschaften gleich. Zukünftige Militärchirurgen konnten ausschließlich noch aus dieser chirurgischen Schule hervorgehen.

Noch einmal zurück zur preußischen Chirurgie.

Die Berliner Schule leistete Hervorragendes; alle bedeutenden Chirurgen gingen aus dieser Schule hervor. Sie versuchte auch die Form der Verwundetenversorgung während der kriegerischen Auseinandersetzungen zu ändern.

Johann Leberecht Schmucker, der ebenfalls aus der Berliner Schule kam und fast alle Schlachten des großen Friedrich als Militärchirurg mitgemacht hatte, machte Vorschläge über ein Abkommen, das es allen Parteien ermöglichen sollte, ihre Verwundeten auf dem Schlachtfeld zu bergen. Eine verbindliche Vereinbarung kam aber leider nicht zustande.

Bilguer, ebenfalls aus der Berliner Schule stammend, wollte das nach seiner Ansicht viel zu häufige Amputieren von Armen und Beinen in neue Bahnen lenken. Er forderte mehr Reinlichkeit und eine verbesserte Behandlung der Wunden. Leider konnte er da nicht sehr viel ändern, weil auch die Transporte der Verwundeten in die Lazarette viel zu lange dauerten.

126 Christian Theden, gleichfalls ein Sproß der Berliner Chirurgen-

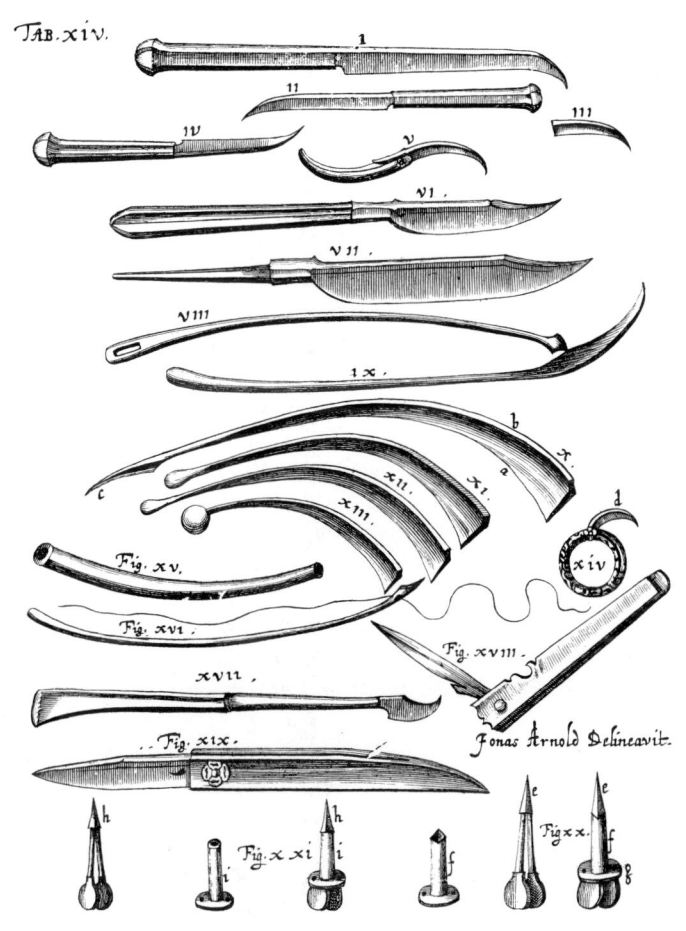

Aus dem Lehrbuch von Heister, 1716

schule, kämpfte dafür, den Stand der Barbiere völlig abzuschaffen, war sich aber im klaren darüber, daß eine solche Maßnahme nicht so abrupt durchzusetzen sei. Er war ein ausgezeichneter Chirurg und bildete die Wundärzte der preußischen Armee aus. Auf seine Anregung hin, er war inzwischen Generalchirurg geworden, wurden die Feldschere von der Pflicht des Haarschneidens und Rasierens entbunden.

Preußen schaffte im Jahre 1790 die Bezeichnung «Feldscher» endgültig ab.

Theden wurde später Mitglied der Kaiserlichen Akademie der Naturforscher Leopoldina, der Dänischen Akademie der Chirurgie und der Schweizerischen Naturforschenden Gesellschaft. Er wurde überall hoch geehrt. Im Jahre 1787 feierte er sein 50. Dienstjubiläum, aus dessen Anlaß ihm der Doktortitel für Chirurgie und Medizin verliehen wurde.

Die Bestrebungen, die Chirurgie in die wissenschaftliche Medizin einzugliedern, gingen weiter und fanden im Jahre 1852 endlich ihre Krönung. Es erfolgte in Deutschland eine gesetzliche Regelung, nach der alle Ärzte an den Universitäten auch in der Chirurgie auszubilden seien.

Das Ziel war erreicht.

In Österreich war der große Vorkämpfer für die Sache der Chirurgie Gerhard van Swieten (1700–1772). Er war kaiserlicher Leibarzt und zugleich Dekan der Medizinischen Fakultät an der Universität Wien.

Ein Schüler von Swieten, Ferdinand Leber (1727–1808), hat in der Chirurgie übrigens eine ganz besondere Rolle gespielt. Sein Lebensweg war bemerkenswert und ist wert, berichtet zu werden.

Er war der Sohn eines Perückenmachers und einer Hebamme. Sein Besuch des Jesuitengymnasiums wurde vorzeitig unterbrochen, weil sein Vater früh starb. Er ging zu einem Wundarzt in die Lehre und verdingte sich später als Sektionsdiener im Wiener Bürgerhospital. Als er die Prüfung als Wundarzt bei van Swieten machte, da war dieser vom Wissen des jungen Mannes sehr beeindruckt. Er sorgte dafür, daß Leber die Stelle des Spitalchirurgen in Breitenfurth bekam.

Leber bewährte sich so gut, daß Swieten ihn nach einigen Jahren nach Wien zurückholte und ihm die Aufsicht über mehrere Spitäler

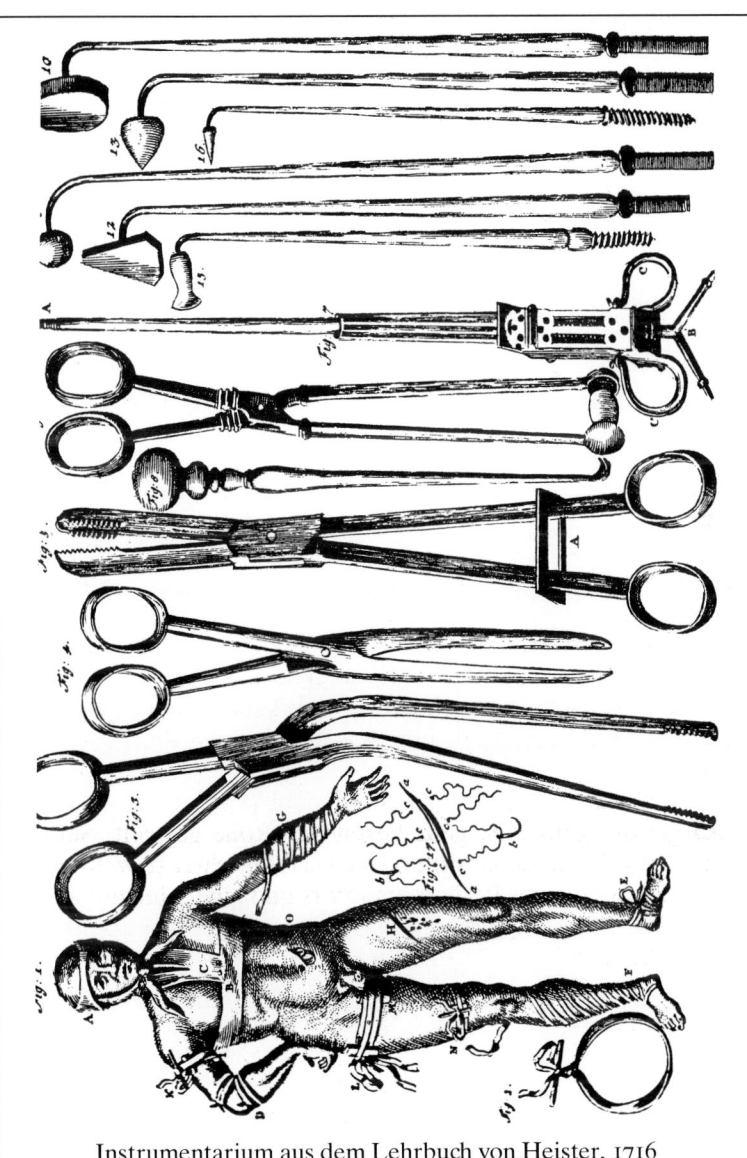

Instrumentarium aus dem Lehrbuch von Heister, 1716

übertrug. Leber wurde ein guter und sehr bekannter Chirurg in Wien.

1757 übertrug man ihm zusätzlich die Aufgabe des Gefängnisarztes. Mit diesem Posten war aber auch die ärztliche Aufsicht bei den Torturen verbunden. Der «Folterarzt», wie man diese Ärzte nannte, hatte vor allem dafür zu sorgen, daß der Delinquent die Möglichkeit bekam, sich zwischen zwei Folterungen immer ausreichend zu erholen. Es war eine sehr widerliche Tätigkeit, der sich Leber aber notgedrungen unterwerfen mußte.

Es dauerte nicht sehr lange, und Leber erkannte die Unsinnigkeit der «peinlichen Befragungen», was er auch in vielen Eingaben an die Obrigkeit darlegte.

1791 wurde Leber ordentlicher Professor für Anatomie und theoretische Wundarzneikunst an der Universität Wien. Damit war er die Tätigkeit als Folterarzt los, setzte sich aber weiter für die Beseitigung der Folter ein.

Leber ging einen ähnlichen Weg wie in Deutschland Heister. Er bildete viele gute Chirurgen aus und verschaffte der Chirurgie einen großen Teil der erhofften Anerkennung in Österreich.

Leber schaltete nach und nach bekannte Persönlichkeiten aus der Politik und Wissenschaft in seinem Kampf gegen die Folter ein. Es war hauptsächlich diesem Personenkreis zu verdanken, daß Maria Theresia am 2. Januar 1776 endgültig ein Gesetz zur Abschaffung der Folter unterzeichnete. Letztlich war es aber das Werk von Ferdinand Leber.

Preußen hatte diesen Schritt schon unter dem jungen Friedrich im Jahre 1740 getan. Alle anderen Länder in- und außerhalb Deutschlands folgten wesentlich später.

Leber wurde noch im gleichen Jahr 1776 Kaiserlicher Leibwundarzt, die Wiener Universität verlieh ihm den Doktortitel.

Leber hat viele Methoden der Chirurgie und auch deren Instrumente verbessert. Er verhalf seinem Fach zu einem besseren Ruf und leistete in der Organisation der Spitäler ganz Hervorragendes. Er war der herausragende Chirurg Österreichs.

Eine kleine Episode sei noch kurz erwähnt.

1770 heiratete die Tochter Maria Theresias, Antoinette, den Dauphin und späteren König von Frankreich, Ludwig XVI. Ludwig litt an einer Phimose seit seiner Jugendzeit. Er konnte die Ehe aus die-

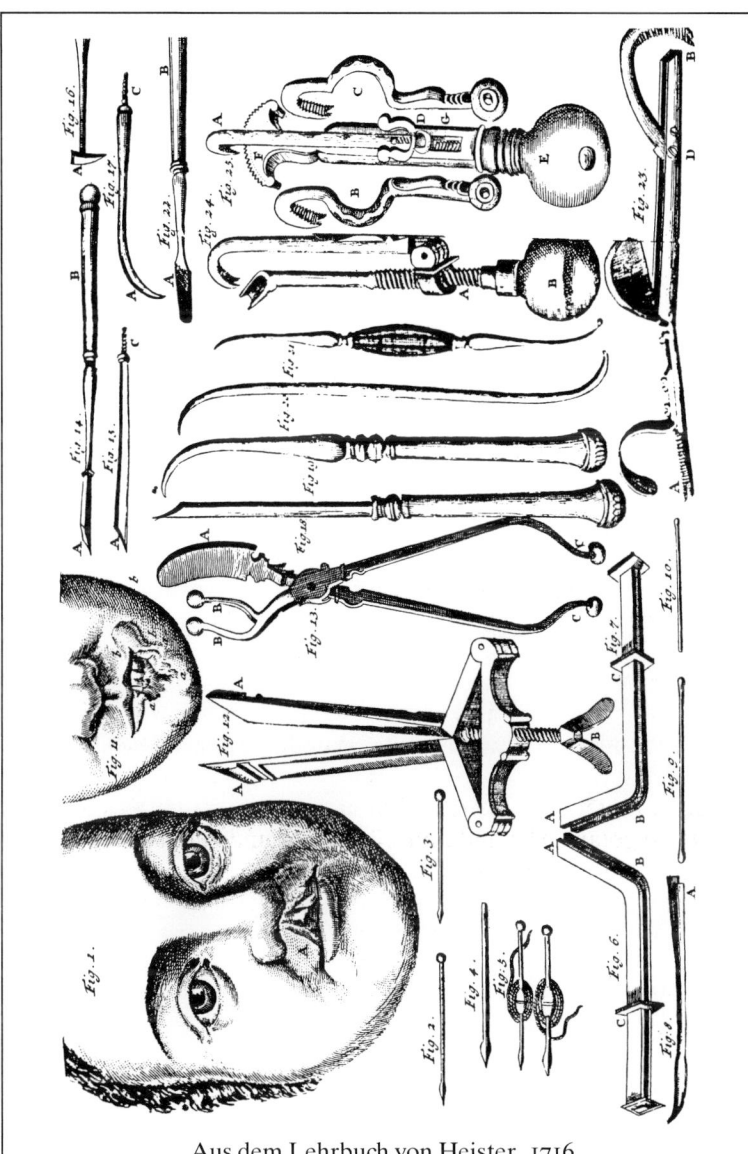

Aus dem Lehrbuch von Heister, 1716

sem Grunde nicht vollziehen. Ludwig hatte vor einer Operation eine kaum überwindliche Angst. Erst sieben Jahre nach seiner Eheschließung und drei Jahre nach seiner Thronbesteigung ließ er sich auf den Druck seiner hohen Minister hin zu einer Operation überreden. Die beiden hatten dann noch mehrere Kinder.

Das wirft einen Blick auf die Chirurgie jener Zeit, die den Schmerz noch nicht ausschalten konnte.

Das 18. Jahrhundert brachte für den Fortschritt der Chirurgie einige Verbesserungen, sowohl in der Instrumententechnik als auch in der Methode. Die organisatorischen Dinge, wie Transporte von Verwundeten und Schaffung von Spitälern, hatten sich zweifellos auch gebessert. Trotzdem ist es für uns heute, die wir das Tempo des Fortschrittes in unserer Zeit kaum noch mitgehend verfolgen können, kaum begreiflich, daß ein so langer Zeitraum so relativ wenig zu bewegen vermochte. In anderen Bereichen war der Fortschritt aber ähnlich langsam. Man kam zwar dem Bestreben der Gleichstellung zwischen Chirurgie und akademischer Medizin deutlich etwas näher, aber das gesteckte Ziel wurde leider nicht ganz erreicht.

Das 18. Jahrhundert bereitete aber den Boden vor für den großen Durchbruch der Chirurgie im 19. Jahrhundert. Dieses erst schuf die unerläßlichen Voraussetzungen wie die Narkose und die Asepsis, die dann den großen Siegeszug der Chirurgie erst möglich gemacht haben.

Wenden wir uns also diesem 19. Jahrhundert zu.

Chirurgie in der ersten Hälfte
des 19. Jahrhunderts

Die erste Hälfte des 19. Jahrhunderts brachte in Europa viele Veränderungen. Politische Umwälzungen und radikale Gebietsverschiebungen prägten die Landkarte. Auch wirtschaftlich zeigte sich eine neue Zeit am Horizont des Fortschrittes, die ersten Fabriken deuteten das Industriezeitalter an.

In der Chirurgie änderte sich so manches, aber nicht im Grundsätzlichen. Es fehlten dafür die Voraussetzungen, die erst die zweite Hälfte dieses 19. Jahrhunderts brachte.

Einige spektakuläre Erfolge machten von sich reden, so soll der amerikanische Chirurg McDonell schon 1809 eine Eierstockgeschwulst bei einer Frau erfolgreich operiert haben. Ähnliche Berichte aus jener Zeit gibt es mehrere. Allerdings waren diese angeblichen Erfolge nicht immer nachprüfbar, wir wissen nicht sicher, ob sie auch der Wahrheit entsprochen haben, abgesehen davon, daß der wirkliche Ausgang solcher gewagten Operationen nicht immer so glücklich war, wie später gerne behauptet wurde.

Die Chirurgie beschränkte sich in diesem Zeitraum im wesentlichen auf die Dinge, wie sie im Ausgang des vorangegangenen Jahrhunderts bereits geübt wurden. Der Bauch und die Brusthöhle waren für die Chirurgie nach wie vor unerreichbar.

Nur in der Technik der Blasensteinentfernung zeigte sich etwas Neues, das den barbarischen Steinschnitt sehr schnell zu verdrängen begann.

Schon die Antike hatte mit gebogenen Metallsonden versucht, die Harnblase zu untersuchen, und der arabische Arzt Abul-Kasim hatte ebenfalls ähnliche Versuche unternommen. Es dürfte kaum gelungen sein, denn es fehlten einfach die anatomischen Voraussetzungen. Die Idee, die Harnblase durch die natürliche Öffnung zu erreichen, war naheliegend und nicht neu.

Auch in Mitteleuropa machte man im 17. und 18. Jahrhundert derartige Versuche, aber ohne Erfolg, jedenfalls wurde nicht davon berichtet.

Im Jahre 1813 beschrieb der deutsche Chirurg Franz von Gruithuisens (1774–1852) ein Instrument für die Zertrümmerung des Blasensteines, das durch die Harnröhre eingeführt werden konnte. Er gab diese Bestrebungen aber auf, weil es ganz offenbar nicht erfolgreich angewendet werden konnte.

Wiederum war es ein französischer Chirurg, der hier einen Durchbruch schaffte, es war Jean Civiale (1792–1867). Civiale hatte jahrelang experimentiert, Geräte entworfen und bauen lassen und immer wieder Verbesserungen erdacht. Zu jener Zeit hatten das Handwerk und die Mechanik einen gewissen Stand erreicht, der es gestattete, feinere und zierlichere Instrumente zu bauen, die trotzdem eine ausreichende Festigkeit aufwiesen. Civiale arbeitete mit einem geschickten Mechaniker über fünf Jahre daran, ein wirklich brauchbares Instrument zu schaffen. Er zertrümmerte im Jahre 1824 erstmalig auf dem Wege durch die Harnröhre einen Blasenstein; das neue Instrument nannte er «Trilabe». Es soll sich sehr leicht und schmerzlos in die Blase haben einführen lassen. Vergessen wir aber nicht, daß auch dieses neue Wunderinstrument keinen Blick in das Innere der Blase gestattete, wie es heutzutage selbstverständlich ist. Civiale mußte also noch blind arbeiten. Er soll außerordentlich geschickt und feinfühlig gewesen sein und sein Instrument mit einer fast künstlerischen Geschicklichkeit gehandhabt haben.

Als Civiale sein neues Wunderinstrument am 13. Januar 1824 vor geladenen Mitgliedern der Akademie erstmalig vorführte, war Totenstille im Raum, als er den Stein ertastete, ihn mit den drei Klammern des «Trilabe» fixierte und anbohrte. Er konnte ihn aber nicht in einer Sitzung völlig zertrümmern, es waren noch zwei weitere erforderlich. Es wird berichtet, daß der Patient keinerlei Schmerzäußerungen von sich gab.

Das war für jene Zeit eine Sensation, die durch die ganze Welt ging. Der gefürchtete und barbarische Steinschnitt war endlich überwunden worden.

Civiale wurde ein berühmter Mann, die Blasensteinpatienten strömten aus aller Welt zu ihm. Er soll bis zum Jahre 1896 fast 1500
134 Menschen von dem gefürchteten Blasenstein auf diese humane

Weise befreit haben. Aber auch seine fortschrittliche neue Operationstechnik war noch verbesserungsfähig, und es fand sich auch der Mann, dem diese Verbesserung gelang, wiederum ein Franzose.

Der Chirurg Leroy d'Etiolles entwickelte ein neues Gerät, womit der Stein nicht wie beim «Trilabe» angebohrt werden mußte; man konnte ihn fassen und bis in kleinste Teile zerquetschen. Das war wiederum ein ganz wesentlicher Fortschritt.

Es kamen andere französische Chirurgen, die in der gleichen Weise arbeiteten und noch so manches verbessern konnten. Namen, wie wir sie noch heute kennen und anwenden, wie Nelaton, Mercier und Guyon, stammen aus jener Zeit. Alle diese Männer begründeten eine neue Entwicklung, die sich schon bald aus dem Kreis der allgemeinen Chirurgie heraushob, es war die Urologie. Sie wurde zu einer eigenen Disziplin, die auf eigenen Füßen stand.

Dazu etwas aus der Zeitgeschichte.

Napoleon III. litt schon viele Jahre an einem Blasenstein, aber er konnte sich nicht dazu entschließen, sich diesen glänzenden Operateuren anzuvertrauen, obwohl er sehr häufig an Schmerzen und sich häufenden Fieberschüben litt, die ganz offensichtlich durch den Stein ausgelöst wurden. Er ließ sich erst nach seiner Abdankung in England von Henry Thompson operieren, der die Operation unter der inzwischen geläufigen Chloroformnarkose vornahm. Napoleon starb aber wenige Tage nach der Operation.

Es gab nach dem preußisch-französischen Krieg, der ja bekanntlich mit der Niederlage Frankreichs und Abdankung Napoleons endete, eine Reihe von französischen Persönlichkeiten, die Frankreichs Niederlage ursächlich im Steinleiden Napoleons begründet sahen. Man argumentierte, daß Schmerzen und Fieber den Widerstandswillen Napoleons geschwächt hätten. Selbst große Geister wie Zola sollen sich in dieser Art geäußert haben.

Ganz so einfach wird die Wirklichkeit wohl kaum gewesen sein, aber das Kausalitätsbedürfnis der Menschen hat sie schon immer etwas abartige Schlüsse ziehen lassen.

In jener Zeit hatte die Chirurgie einige große Männer hervorgebracht, das waren in Frankreich Dupuytren, Lisfranc, Guerin, Sédillot, Malgaigne, Roux und viele andere.

Auch in Deutschland gab es viele ausgezeichnete Chirurgen wie Rust, Graefe, Fricke, Walther, Wattmann, Langenbeck, Textor,

Blasius, Dieffenbach und andere, einige von ihnen werden wir in der zweiten Hälfte des 19. Jahrhunderts noch wiederfinden. In Berlin trat aber eine chirurgische Persönlichkeit ganz besonders hervor, sie prägte jene chirurgische Zeit, das war Friedrich Dieffenbach (1792–1847).

Der Lebensweg dieses großen Chirurgen war wohl etwas außergewöhnlich und ist erzählenswert.

Dieffenbach studierte zunächst in Rostock Theologie. Er schloß sich in den Befreiungskriegen den freiwilligen Mecklenburgischen Jägern an und nahm an vielen Kämpfen teil, bis kurz vor Paris. Danach wollte er sein Studium in Rostock fortsetzen. Es wird berichtet, daß er ein lustiger und zu vielen Streichen aufgelegter Bursche war. Seine theologischen Studien waren aber offenbar weniger von Erfolg gekrönt, wahrscheinlich bereiteten sie ihm auch kein ausgesprochenes Vergnügen. Als er seine erste Predigt halten sollte und man gespannt seiner harrte, da zog er es vor, durch Abwesenheit zu glänzen und verließ Rostock. Zwei Jahre später war er in Königsberg zu finden; dort studierte er mit großem Eifer Medizin. In Königsberg begann auch seine große Liebe zu einem sehr schönen «Mädchen», sie hieß Charlotte Thielheim. Charlotte hatte allerdings einen einzigen Mangel, sie war mit einem englischen Arzt bereits verheiratet.

Der Skandal war da, und man entzog Dieffenbach seine Aufenthalts- und Studienerlaubnis.

Dieffenbach ging nach Bonn, studierte dort fleißig weiter und kam besonders eng mit der Chirurgie in Berührung. Er war fasziniert davon, und diese Faszination hat ihn auf seinem weiteren Lebensweg nicht mehr verlassen. In Bonn lernte er auch Heinrich Heine kennen, zu dessen Freundeskreis er gehört hat.

Inzwischen war seine Charlotte geschieden und traf in Bonn ein. Beide gingen kurz darauf nach Würzburg, wo Dieffenbach zum Doktor der Medizin promovierte. Dann führte sie der Weg nach Berlin, wo er die Approbation als Chirurg erwarb, dort blieb er bis zu seinem frühen Ende.

Dieffenbach sammelte seine ersten chirurgischen Erfahrungen als Paukarzt bei den Studentenmensuren. 1824 heiratete er dann seine Charlotte und begann eine chirurgische Praxis in Friedrichstadt.

1827 operierte er erstmals eine zerstörte Nase mit außergewöhnlichem Erfolg. Er machte viele plastische Operationen wie Hasenscharten, Gaumenspalten und anderes.

1829 wurde Dieffenbach Chirurg an der Charité, er war inzwischen ein berühmter plastischer Chirurg geworden. Dieffenbach war ein ungewöhnlich geschickter und umsichtiger Operateur, er begründete die plastische Chirurgie.

In jener Zeit ereignete sich eine Begebenheit, die Dieffenbach selbst später fast dichterisch schön geschildert hat.

In der Saison 1831/32 sah man auf den vielen Bällen in Berlin häufig ein sehr schlankes Mädchen, das auffallend gut und graziös tanzte. Es machte vor allem darum von sich reden, weil es immer eine goldgestickte Gesichtsmaske trug. Bald rankten sich alle möglichen Legenden um ihre kleine Person. Dieses Mädchen wurde später als Elvira Tondeau bekannt. Niemand kannte ihr trauriges Geheimnis, ihre Nase war durch ein großes entzündliches Geschwür völlig entstellt, sie trug nur darum immer die Maske.

Dieffenbach schildert, wie dieses Mädchen sich ihm eines Tages diskret anvertraute und er ihr in langen Gesprächen eine Operation vorschlug. Damals gab es noch keine Narkose, und eine Operation war bestimmt mit großen Schmerzen verbunden. Dieffenbach operierte das Mädchen, und es gelang ihm, sie in unerwarteter Vollendung wiederherzustellen. Dieffenbach rühmte die ungewöhnliche Tapferkeit dieses Mädchens, das dem gehobenen Bürgerstand angehörte. Elvira war bereits einige Monate später verlobt, und Dieffenbachs Ruhm wuchs in ganz Berlin.

1839 führte er die erste Schieloperation in der Charité aus, mit ungewöhnlichem Erfolg. Ein Jahr später wurde Dieffenbach Professor und übernahm nach dem Tode von Graefe die Klinik als Direktor.

Dieffenbach hatte sich inzwischen zum ersten Chirurgen in Deutschland entwickelt, er war ein vielbeschäftigter Mann.

In Berlin soll er einen sehr großartigen Lebensstil geführt haben, sein Haus wurde zum Treffpunkt für bekannte Persönlichkeiten jener aufstrebenden Stadt. Er fuhr von seiner Wohnung in die Charité immer nur vierspännig.

Dieffenbach schrieb 1845 ein zweibändiges Buch der Chirurgie, das in vielen Exemplaren erhalten ist. Es ist ein bemerkenswertes Werk, auch wenn vieles von dem, was Dieffenbach schrieb, heute nicht mehr akzeptiert werden kann.

Als 1847 die Äthernarkose eine allgemeine Verbreitung fand, vergrößerten sich damit auch die operativen Möglichkeiten. Dieffenbach muß von dieser neuen Narkose stark berührt gewesen sein. Er schrieb noch im Jahre 1847 ein Buch mit dem Titel: «Der Äther gegen den Schmerz», das ein sehr außergewöhnliches Werk ist. Er beklagte darin zwar den mangelnden Kontakt mit dem schlafenden Patienten, hob aber auch diese neue Narkose mit bewegenden Worten hervor. Es waren weniger die von ihm gemachten Erfahrungen, die dieses Buch auszeichneten, es war die ungewöhnlich schöne und dichterische Sprache, die es so lesenswert machte.

Ich möchte aus dem Schluß dieses Buches nur einen kleinen Absatz zitieren:

Der schöne Traum, daß der Schmerz uns genommen, ist Wirklichkeit geworden. Der Schmerz, dieses höchste Bewußtwerden unserer irdischen Existenz, diese deutlichste Empfindung der Unvollkommenheit unseres Körpers, hat sich beugen müssen vor der Macht des menschlichen Geistes, vor der Macht des . . . Ätherdunstes!

Dieffenbach hatte ein sehr frühes und tragisches Ende. Mitten in seiner vollen Schaffenskraft, am Morgen des 12. November 1847, verließ er in Sekundenschnelle diese Welt.

Er operierte am Morgen in gewohnter Frische und ohne irgendwelche Anzeichen von Müdigkeit oder Unpäßlichkeit. Um 2 Uhr ging er mit seinem Gast, dem französischen Arzt Dr. Contour, in den Hörsaal und stellte den Studenten mehrere Patienten vor. Als ein Patient, den er am Tage zuvor operiert hatte, hinausgefahren wurde, setzte er sich auf eine kleine an der Seite stehende Bank, neben seinen französischen Gast.

Man fuhr einen neuen Patienten hinein und wunderte sich, daß Dieffenbach sitzen blieb. Plötzlich sank er in sich zusammen, Dr. Contour konnte ihn gerade noch auffangen. Dieffenbach war tot, von einer Sekunde auf die andere.

Dieffenbach starb in einer Zeit, als die Chirurgie einen ungeahnten Höhenflug begann, er konnte die neue Zeit der Asepsis nicht mehr erleben.

Die erste Hälfte des 19. Jahrhunderts brachte viele große Chirurgen hervor, einige Namen nannte ich bereits. Die sich anbahnende Zeit der Asepsis veränderte die Chirurgie in einer Weise und in wenigen Jahren so, wie sie sich niemand vorher zu erträumen gewagt hätte. Die Narkose, die Ausschaltung des Schmerzes, und die Asepsis, die Verhinderung der Infektion, öffneten diese neuen Möglichkeiten. Beginnen wir mit der Narkose.

Der Sieg über den Schmerz

Das Leid und der Schmerz waren seit jeher schon unlösbar mit der Geschichte der Menschheit verbunden. Der Schmerz gehörte zum Leben, so wie auch die Freude.

Seit es ärztliche Handlungen gibt, die dem Menschen Schmerzen bereiteten, hat man nach Mitteln und Wegen gesucht, um diese Schmerzen zu lindern. Wir haben gesehen, daß die Chirurgen der Antike schon Mittel kannten, die den Schmerz zumindest etwas lindern konnten, das waren die sogenannten Schlafschwämme mit Extrakten aus verschiedenen Pflanzen, der Alkohol und auch das Opium. Letzteres spielte besonders in der Zeit des Mittelalters eine große Rolle. Paracelsus hat einmal gesagt, daß es ohne das Laudanum, das Opium, auch keine Heilkunde mehr geben würde.

Alle jene Maßnahmen konnten zwar den Schmerz etwas mildern, aber aufheben konnten sie ihn nicht.

Wahrscheinlich hatten die Menschen früherer Zeiten auch ein ganz anderes Verhältnis zum Schmerz, als wir es heute haben. Niemand darf Schmerzen leiden, das ist heute eine Voraussetzung für alles ärztliche Handeln, bei keiner Krankheit, keiner Verletzung und schon gar nicht bei einer Operation. Grob hantierende Chirurgen, die es auch heute hin und wieder noch gibt, werden sich kaum eines großen Zuspruchs erfreuen können. Bei jeder Kolik, jeder Verletzung ist die erste ärztliche Maßnahme, den Schmerz zu nehmen. Auch der Schmerz bei der Geburt wird heute ausgeschaltet oder zumindest gemildert. Wir haben eben eine feindliche Einstellung zum Schmerz, wir wollen ihn nicht haben, und wir haben die Mittel, um ihn sofort zu vertreiben.

Der Traum vom schmerzlosen Operieren ist so alt, wie es eine Chirurgie gibt.

Larrey hatte entdeckt, daß großer Druck auf die Nerven oder das Abschnüren eines Gliedes den operativen Schmerz wesentlich lin- 141 dern konnte, er benutzte das auch bei manchen Operationen. In der Kälte des russischen Feldzuges fand er heraus, daß das Amputieren von Gliedmaßen in sehr großer Kälte ebenfalls weniger Schmerzen verursachte, auch das machte er sich zunutze.

Als Columbus aus Amerika zurückkam, da berichteten seine Ärzte darüber, daß die Indianer eine bestimmte Art von Blättern zu kauen pflegten, um sie dann zur Schmerzlinderung auf offene Wunden zu legen, das waren Kokablätter.

Niemand nahm aber gerade diese Mitteilung ernst oder machte sich die Mühe, das nachzuprüfen. Erst 300 Jahre später, im Jahre 1884 träufelte der Wiener Augenarzt Koller eine Lösung, die aus jenen Kokablättern gewonnen wurde, in ein menschliches Auge. Das vordere Auge wurde völlig unempfindlich, und noch heute wenden wir diese Methode für augenärztliche Operationen an.

Es wäre leicht möglich gewesen, diese Betäubung schon zu einer Zeit anzuwenden, als man versuchte, durch den bekannten Starstich das Augenlicht wiederherzustellen, aber niemand war diesen Berichten auch nur nachgegangen.

Im Jahre 1853 erfand Alexander Wood die noch heute gebräuchliche Hohlnadel, die es ermöglicht, jedes Arzneimittel dort hinzubringen, wo man es haben will. Aber erst 1892 erzielte der Berliner Chirurg Schleich eine völlige lokale Schmerzlosigkeit damit, daß er eine stark verdünnte Lösung dieses Kokains in die Haut spritzte, diese Methode ist die heutige Lokalanästhesie. Das törichte und maßlose Auftreten von Schleich auf dem Chirurgenkongreß verhinderte lange den Durchbruch dieser Methode.

Das Trägheitsmoment bis zum Durchbruch wissenschaftlicher Erkenntnisse ist manchmal sehr groß und beansprucht zuweilen einen Raum, der über Jahrhunderte hinweggeht.

Nicht viel anders verhielt es sich auch mit der Narkose. Der Äther – diese Bezeichnung prägte erst Frobenius im Jahre 1730, vorher war der übliche Name «Vitriol» – wurde bereits von Valerius Cordus (1515–1544) entdeckt. Die schmerzstillende Wirkung wurde auch schon von Paracelsus erwähnt, allerdings nur durch die Einnahme, vom Einatmen sprach damals noch niemand.

Die einzige medizinische Anwendung dieses Äthers blieb nur auf die sogenannten «Hoffmannstropfen» beschränkt, den «Liquor anodyns», die der Arzt Friedrich Hoffmann (1660–1742) als Mittel gegen Bauchschmerzen erfunden hatte, sie waren aus 3 Teilen Alkohol und 1 Teil Äther zusammengesetzt.

Wie war es möglich, daß die durch Einatmen erzeugte Wirkung des Äthers so lange Zeit verborgen blieb?

Das Lachgas, das Stickoxidul, wurde bereits im 18. Jahrhundert entdeckt durch den Pfarrer und Lehrer Joseph Priestley (1733–1804), der ein leidenschaftlicher Experimentator mit Gasen war. Diese Entdeckung bewirkte aber lediglich eine Modetorheit der Medizin, die sogenannte «Pneumatische Medizin», bei der alles mögliche eingeatmet wurde, darunter auch Sauerstoff.

Warum verschwieg oder ignorierte man die Wirkung des Lachgases so lange Zeit? Man mußte doch die betäubende Wirkung erkannt haben!

Humphrey Davy, der in einem derartigen «Pneumatischen Institut» in Amerika arbeitete, er war nur eine gewöhnliche Hilfskraft, machte einen Selbstversuch mit Lachgas und beschrieb dessen Wirkung ziemlich genau, er veröffentlichte diese Erfahrung auch, aber es fand sich kein Echo. Niemand erkannte die Bedeutung dieser Mitteilung.

Der Tierarzt Henry Hickmann (1800–1830) beschrieb 1824, wie er Tiere mit diesem Gas schmerzlos operieren könne, aber wiederum nahm das kaum jemand zur Kenntnis. Hickmann hatte die Wirkung erkannt, aber die Tragweite, die sich für die menschliche Anwendung bot, wohl auch nicht gesehen.

Michael Faraday, wiederum ein Engländer, entdeckte völlig unabhängig die Wirkung des eingeatmeten Äthers, ließ seine Entdeckung sogar von der Académie française nachprüfen, wiederum fand sich kaum ein Echo, man nahm es nicht zur Kenntnis. Es wird zwar berichtet, daß Larrey sich dafür interessiert haben soll, aber wo blieb die Konsequenz?

Hielt man das schmerzlose Operieren für so unmöglich, daß man alle diese kurzen Berichte nicht wahrhaben wollte?

Wir wissen es nicht, können uns diese Ignoranz heute nicht mehr erklären.

Anders verhielt sich das Schaugewerbe, der Zirkus, diese Sparte der Volksbelustigung bekam Kenntnis von diesen Dingen, und sie nutzte es, aber wie?

Sie ließen Sklaven und Neger diese Gase einatmen und amüsierten sich köstlich, wenn die so Narkotisierten taumelnd und läppisch durch den Raum sprangen, sich lächerlich benahmen.

Der französische Chirurg Velpeau (1795–1867) schrieb noch Anfang des 19. Jahrhunderts, daß man doch endlich damit aufhören sollte, nach irgendwelchen schmerzaufhebenden Mitteln während einer Operation zu suchen, das sei geradezu unsinnig, Operation und der Schmerz wären für immer unlösbar miteinander verbunden.

Man nahm die hin und wieder auftauchenden Mitteilungen einfach nicht ernst, auch nicht, wenn Fachleute sie schrieben. Ein englischer Chemiker hatte bereits 1800 seinen Zahnschmerz mit dem Einatmen von Lachgas betäubt, das auch nicht für sich behalten, und wieder nahm es niemand zur Kenntnis.

Im Jahre 1842 machte der amerikanische Landarzt Crawford Williamson Long (1815–1878) viele gezielte Versuche mit Äther, er erkannte auch die Wirkung und Bedeutung. Er war aber offenbar nicht der Mann dazu, um seiner epochalen Entdeckung das richtige Gehör zu verschaffen, sie blieb mehr oder weniger im Verborgenen. Es bedurfte noch eines weiteren Anstoßes.

Wie schon so häufig im Laufe der wissenschaftlichen Geschichte, spielten der Zufall und die aufmerksame Beobachtung eines einzelnen dabei eine wesentliche Rolle.

Am 10. Dezember 1844 besuchte der amerikanische Zahnarzt Wells mit seiner Frau einen Zirkus, in dessen Vorstellung unter anderem auch die damals beim Publikum so beliebte Vorführung mit Lachgas stattfand. Wells beobachtete dabei, daß ein Mann, der mit Lachgas vollgepumpt war, sich an einer Bank durch Anstoßen eine ziemlich große und schmerzhafte Wunde über dem Schienbein zuzog. Es fiel ihm auf, daß dieser Mann keinerlei Anzeichen von Schmerz zeigte.

Da hatte Wells den zündenden Gedanken.

Er befragte den Mann später, ob er denn keine Schmerzen gehabt habe, und dieser betonte, daß er überhaupt nichts von der Verletzung bemerkt habe.

Wells begann nun mit Selbstversuchen und ließ sich sogar unter Lachgaseinwirkung einen Zahn ziehen.

Wells erkannte den Wert seiner Entdeckung und teilte sie dem Zahnarzt-Kollegen Morton mit. Morton holte sich daraufhin einen Rat bei dem Chemiker Jackson.

144 Jackson muß sich ziemlich ablehnend und geringschätzig geäußert

haben, er meinte, daß ein Zahnarzt wohl kaum wichtige Entdeckungen für die Chirurgie machen könne.

Diese drei Männer, Wells, Morton und Jackson, führten später einen unglaublichen Kampf um die Anerkennung des Primats dieser Entdeckung.

Wells konnte den Chirurgen Collins Warren (1778–1856), Chefchirurg am General-Hospital in Massachusetts, dazu überreden, einen Versuch mit seiner neuen Entdeckung zu machen.

Warren nahm eine Zahnextraktion vor, und Wells übernahm die Lachgasnarkose. Der Erfolg war niederschmetternd.

Man wußte damals noch nicht, daß es bei übergewichtigen Patienten und besonders bei Alkoholikern in der Narkose zu einem Stadium kommen kann, wo der Patient sich wie wild gebärdet, auch wenn er nichts spürt und sich später auch nicht daran erinnert. Wir nennen das Ekzitationsstadium.

Jener Patient war offenbar Alkoholiker, denn es kam zu einer schweren Ekzitation. Warren zog den Zahn, und der Mann brüllte wie am Spieß. Das Auditorium brach in schallendes Gelächter aus. Es nutzte nichts, daß der Patient später beteuerte, daß er nichts gespürt habe, Warren erklärte das Ganze für baren Humbug.

Wells war tief erschüttert und konnte das nicht verstehen. Er wendete Lachgas in seiner Praxis noch sehr häufig an, konnte aber die Öffentlichkeit nicht überzeugen.

Zwei Jahre später erfolgte ein neuer Versuch, und wiederum war Warren der Operateur. Diesmal machte aber Morton die Narkose, und zwar mit Äther.

Morton hatte von Jackson erfahren, daß inhalierter Äther kurzzeitig schmerzlindernd sein könne, und hatte offenbar entsprechende Versuche vorgenommen.

Am 16. Oktober 1846 operierte Warren eine Geschwulst am Kiefer, und das Auditorium erlebte die erste wirkliche Narkose bei einer sonst schmerzhaften Operation.

Warren soll tief ergriffen gewesen sein und feierlich ins Auditorium gesagt haben: «Das war kein Humbug!»

Die neue Methode ging schnell in alle Länder, und noch im gleichen Jahr begann der englische Chirurg Robert Lister in Äthernarkose zu operieren.

An der Erlanger Universität war es 1847 Johann Ferdinand Heyfelder, der erstmalig in einer Äthernarkose operierte.

Man begann jetzt auch nach anderen Stoffen zu suchen, die eine ähnliche Wirkung wie der Äther haben könnten.

Simpson führte 1847 das Chloroform ein, das gegenüber dem Äther sogar Vorteile haben sollte, der Patient schlief schneller ein, und die Nachwirkungen waren geringer.

Später stellte sich dann aber heraus, daß Chloroform wesentlich giftiger und schädlicher war als der Äther, besonders bei längeren Narkosen schädigte es die Leber.

Man versuchte dann beide Substanzen zu mischen, was auch relativ lange beibehalten wurde. Der Äther blieb aber doch das unschädlichere und am meisten verbreitete Mittel.

In jener Zeit kamen aus kirchlichen Kreisen erhebliche Bedenken gegen die Anwendung dieser neuen Mittel bei der Geburt, was der Engländer Simpson inzwischen eingeführt hatte. Man berief sich auf die Bibel: «Unter Schmerzen sollst du Kinder gebären . . .» (Genesis II, 21). Große Wirkung scheint dieser Einspruch aber nicht gehabt zu haben, denn die englische Königin Viktoria gebar ihren 4. Sohn im Chloroformrausch, und so wurde dem Zeitgeist entsprechend diese Methode als «Geburt à la reine» bezeichnet, ein Name, der noch heute durchaus üblich ist.

Wir können heute, wo uns allen der Begriff einer Narkose so selbstverständlich geworden ist, wohl kaum noch nachempfinden, was dieser Umbruch damals bedeutet hat. Der Operationssaal begann seinen Schrecken zu verlieren, die gewaltige Angst vor jedem kleinen operativen Eingriff verschwand. Der Sieg über den Schmerz war sicher eine der bedeutendsten Ereignisse des 19. Jahrhunderts. Die Methode des Äthereinatmens verbesserte sich schnell, aber sie blieb auf einer einfachen Stufe stehen, man tropfte, und der Patient schlief.

An dieser einfachen Handhabung änderte sich auch fast 100 Jahre lang nichts, noch in der Zeit bis nach dem 2. Weltkrieg war sie hier in Deutschland üblich. Der Äther siegte über das Chloroform, er war ja auch relativ harmlos.

Trotzdem hielten einige am Chloroform fest, und die deutschen Verwundeten des 2. Weltkrieges wurden zum größten Teil noch mit Chloroform narkotisiert. Man benötigte von diesem Mittel viel weniger als vom Äther, es war also auch ein Transportproblem, und

146

außerdem war die Handhabung schneller. Man sagte sich, daß die Soldaten ja alle jung und gesund waren und hoffte damit, daß das Chloroform nicht allzuviel Schaden anrichten würde.

Das Wort Narkose kommt aus dem griechischen und bedeutet eigentlich Schlaf. Auf Vorschlag eines amerikanischen Juristen wurde es später abgeändert in Anästhesie, das sich vom griechischen Wort Empfindungslosigkeit ableitet und besser gewählt ist. Heute ist es allgemein gebräuchlich, jeder kennt es.

Der Sieg über den Schmerz war die erste Voraussetzung für den Fortschritt der Chirurgie, die zweite, die Beherrschung der Infektion, brachte die letzte Hälfte des 19. Jahrhunderts.

Was aber wurde aus jenen drei Männern, aus Wells, Morton und Jackson?

Sie führten einen jahrelangen Kampf um die Urheberschaft, zum Teil mit sehr unfairen und aggressiven Mitteln. Alle drei ruinierten sich und ihre Familien völlig.

Wells beendete sein Leben in einer Anstalt, nachdem er sich als säurespritzender Frauenbelästiger betätigt hatte.

Morton kam in völliger Armut in den Slums ums Leben.

Das Leben von Jackson endete in einer Irrenanstalt.

Was aber sagt heute die Geschichte, wie entschied sie?

In der National Statuary-Hall in Washington steht ein Denkmal für den wirklichen Entdecker der Äthernarkose, es ist der Landarzt Crawford Williamson Long.

Der Sieg über die Wundinfektion –
Antisepsis – Asepsis

Mit dem Sieg über den Operationsschmerz war eins der beiden großen Hindernisse für den Aufstieg der Chirurgie beseitigt, aber das
andere, die Wundinfektion, war noch vorhanden, und man war sich
klar darüber, daß dieser Kampf wesentlich schwieriger sein werde.
Bis auf wenige Ausnahmen, von denen ich bereits berichtet habe,
glaubte man noch, daß die Wundheilung untrennbar mit der Eiterung verbunden sei. Pus bonum et laudabile – guter und löblicher
Eiter – galt nach wie vor als Voraussetzung für jeden Heilungspro-
zeß.
Über Jahrtausende waren die Menschen es gewohnt, daß schwere
Infektionskrankheiten und Seuchen über sie hinwegzogen. Sie sahen es als ihr unabwendbares Schicksal an und verbanden die Aus-
brüche derartiger Plagen mit vielen mystischen und moralischen
Vorstellungen. Die blinde Angst vor diesen «Naturgewalten» hin-
derte sie wohl auch daran, realistische Beobachtungen anzustellen.
Seit Babylon wurden Seuchen immer als Strafen der Götter für
irgendwelche Missetaten oder Fehlverhalten angesehen. Selbst in
diesem Jahrhundert existieren noch Sekten, die aus dem gleichen
Grunde jede ärztliche Behandlung ablehnen.
Die alten Perser glaubten an eine fliegende Seuchenhexe, Nasav mit
Namen, die in alle Körperöffnungen eindringen könne.
Moses hat im Talmud bereits ein hygienisches Ritual vorgeschrie-
ben, das mit gewissen Vorstellungen über die Vermeidbarkeit von
Krankheiten verbunden war. Aber auch dort werden zugleich für
jede Sünde bestimmte Krankheiten aufgeführt.
Aus allen diesen Vorstellungen heraus erwuchs wohl auch der wider-
liche Aberglaube, daß Geschlechtskrankheiten, später besonders
die Syphilis, beim Geschlechtsverkehr mit einem unberührten Kind   149

auf dieses übergehen würde, also der Kranke von seinem Leiden befreit wäre.

Einer der größten mittelhochdeutschen Dichter, Hartmann von der Aue, der dem Ritterstande angehörte, hat um das Jahr 1200 die durch diesen Irrglauben begründete Aufopferung eines jungen Mädchens für ihren hohen Herrn in dichterischer Weise besungen und verherrlicht.

Die älteste Seuchenlehre, die sieben Bücher über Volkskrankheiten, ist das Werk des Hippokrates, das viele Jahrhunderte die Ansichten über die Seuchen bestimmte. Hippokrates erklärte, daß die Ursachen in «Miasmen» und Luftverunreinigungen lägen. Räucherungen sollten dafür ein Gegenmittel sein. Galen meinte, daß die Seuchen hauptsächlich durch unbeerdigte Kadaver entstünden, und empfahl Kräuter und wohlriechende Salben anzuwenden.

Das Mittelalter beharrte wieder beim alten Dämonenglauben und sah darin die Ursache für die Seuchenzüge.

Der arabische Arzt Rhases (Ar Razi) behauptete in seinem Buch über die Pocken, daß jedes Kind daran erkranken müsse, sie entständen durch die Gärung des während der Schwangerschaft im Mutterleib zurückgehaltenen Menstruationsblutes, das auf das Kind übergehen würde. Diese Ansicht wurde vielfach sogar bis ins 17. Jahrhundert hinein vertreten, bis nicht mehr jedes Kind die Pokken bekam. Diese unsinnige Theorie wurde damit endgültig ad absurdum geführte.

Avicenna (Ibn Sina), ein türkischer Arzt, schrieb um das Jahr 1000 herum in Persien einen Kanon der Medizin, in dem er gewisse Arten von Eingeweidewürmern für alle Krankheiten verantwortlich machte.

Diese skurrilen Ansichten über die Entstehung von Krankheiten und Infektionen waren bis in die Renaissance hinein unwiderlegbar und somit unantastbar, besonders die des Hippokrates und des Galenus. Welchen Wert man auf die Erhaltung dieser Darlegungen legte, zeigt am besten, daß in der Universität Köln deren diesbezügliche Werke mit Ketten an den Pulten der Studenten befestigt waren.

Boccaccio berichtete, daß 1348 in Florenz die Pest ausbrach, weil der Lebenswandel unglaublich unmoralische Formen angenommen hatte. Die Astrologen behaupteten, daß Saturn die Pest ankündige,

wenn er reitend am Himmelsgewölbe auftrete.

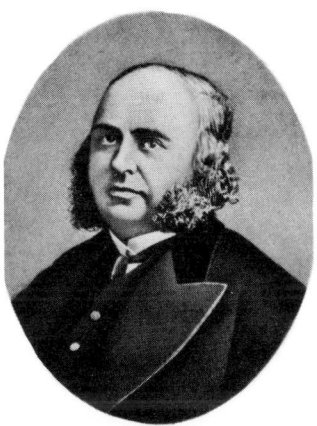

PAUL PIERRE BROCA
(1824–1880), Anthropologe
und Chirurg, Paris

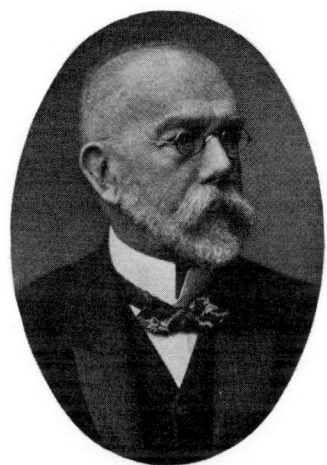

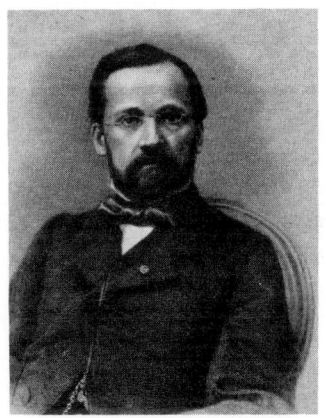

ROBERT KOCH (1843–1910),
Bakteriologe, Berlin

LOUIS PASTEUR
(1822–1895), Chemiker
und Bakteriologe,
Straßburg/Lille/Paris

Haeser zählte noch im Jahre 1881 in seiner Seuchengeschichte sehr gewissenhaft alle erschienenen Kometen auf, um den Zusammenhang zumindest als möglich zu erwägen.

Luther machte es sich etwas einfacher, für ihn waren alle Seuchen nichts anderes als Werke des Teufels.

Unter all diesen merkwürdigen und mysteriösen Vorstellungen kam eigentlich der italienische Arzt und Humanist Girolamo Fracastoro (1478–1553) der Wahrheit am nächsten, er behauptete in seinem 1546 erschienenen Seuchenbuch, das er als Amtsarzt des Konzils von Trient verfaßte, daß alle Seuchen durch Ansteckungsstoffe, die «Seminaria morbi», ausgelöst würden. Er hielt sie für etwas Lebendiges, Klebendes, ähnlich den Samenkörnern. Francastoro prägte übrigens den Namen «Syphilis».

Es erscheint uns heute unerklärlich, warum man in späterer Zeit, als man im Mikroskop bereits die kleinen Lebewesen erkennen konnte, nicht daran dachte, daß sie die Ursache der Krankheiten sein könnten. Man sah sie doch, und es hätte doch nur einer systematischen Untersuchung und Erforschung bedurft, um sehr viel früher die wirkliche Ursache aller Seuchen und Infektionen zu finden. Glaubte man, daß der Mensch gegenüber diesen Winzlingen überhaupt nicht anfällig wäre?

Jacob Henle (1809–1885), Pathologe und Anatom in Zürich, Heidelberg und Göttingen, der Entdecker der nach ihm benannten «Henleschen Schleife», eines U-förmigen Teils der Harnkanälchen in der Niere, hat schon 1840 als erster behauptet, daß die Bakterien, jene Kleinstlebewesen, die Ursache für die Ansteckung vieler Krankheiten sein müssen. Aber niemand hörte darauf, ja, man lachte sogar darüber, und kein geringerer als der bedeutendste Pathologe des 19. Jahrhunderts, nämlich der große Rudolf Virchow, lachte am lautesten über diese Theorie.

Wie tragisch ist die Geschichte um Semmelweis, der trotz seiner richtigen Erkenntnis keine Anerkennung, sondern nur Anfeindungen erlebte.

Ignaz Philipp Semmelweis (1818–1865) kam als junger Arzt an die 1. Wiener Gebärklinik, in der auch die Studenten die Gebärenden untersuchen mußten. Er beobachtete, daß in seiner Klinik die Sterblichkeit der Mütter an Kindbettfieber doppelt so hoch war wie in der 2. Gebärklinik, wo nur Hebammen die Frauen betreuten. Schon sehr früh vermutete er, daß diese um so viel höhere Sterblichkeit mit den Studenten zusammenhängen müsse. Die Erkenntnis kam ihm aber erst, als er bei der Sektion des Professors Kolletschka, der sich bei der Sektion einer an Kindbettfieber verstorbenen Frau geschnitten hatte, zugegen war. Schlagartig sah er den Zusammenhang zwischen den Sektionsbefunden der an Kindbettfieber verstorbenen Frauen und den völlig gleichartigen bei Professor Kolletschka. Die Studenten gingen immer von den Sektionsräumen direkt in die Geburtssäle und untersuchten die Frauen, sie übertrugen die Ursache des Kindbettfiebers auf die Gebärenden. Er setzte durch, daß alle Studenten sich vor dem Betreten der Geburtsabteilung die Hände in Chlorwasser wuschen, und schlagartig sank die Todesrate, sogar unter die der 2. Klinik.

Warum die hochgelehrten Professoren die gesicherten Erkenntnisse von Semmelweis einfach ablehnten, ist uns heute nicht mehr verständlich. Semmelweis verhielt sich dann aber nicht sehr klug, als er in begreiflicher Empörung alle mit der Geburtshilfe betrauten Ärzte in einem offenen Brief als «Mörder» bezeichnete. Man bekämpfte ihn daraufhin mit aller Härte, ohne Rücksicht darauf, ob seine Theorien richtig waren oder nicht. Ein unglaublicher Vorgang.

Etwas Ähnliches erlebte 50 Jahre später der Chirurg Schleich mit der von ihm erfundenen Lokalanästhesie, ich erwähnte es bereits.

Auch kluge Leute sind offenbar häufig dem Glauben an die eigene Autorität so sehr verhaftet, daß ein Angriff auf ihre Autorität mit zwar sachlich richtigen, aber persönlich als aggressiv empfundenen Argumenten sie nicht über ihren Schatten springen läßt. Eitelkeit und Objektivität sind noch niemals Freunde gewesen.

Semmelweis mag verzweifelt gewesen sein, er gab aber nicht nach, und seine Überzeugung von der Wahrheit der von ihm gewonnenen Erkenntnisse ließ ihn unklug handeln. Mit seinen Schriften erweckte er nur Widerstand. Lediglich der Kieler Geburtshelfer Gustav Adolph Michaelis (1798–1848) schloß sich Semmelweis an und erkannte die Richtigkeit seiner Arbeiten. Semmelweis starb in geistiger Umnachtung, und erst zwei Jahre nach seinem Tod kam der Durchbruch, der Semmelweis endgültig zu seinem Recht verhalf.

Die Mittel für den Beweis der Semmelweisschen Theorie, vor allem das Mikroskop, wären schon zu jener Zeit vorhanden gewesen, aber man nutzte sie nicht. Im Bürgerkrieg der Vereinigten Staaten 1861 BIS 1865 fielen etwa 67000 Soldaten auf dem Schlachtfeld, aber in den Hospitälern starb die gleiche Anzahl an den Folgen von Infektionen. In Europa sah das nicht anders aus. Die nicht zu beherrschende Infektion war der größte Feind der Menschheit.

Der Sieg über diesen Feind begann mit dem französischen Chemiker Louis Pasteur (1822–1895), er veröffentlichte im Jahre 1867 eine Arbeit über die Gärung, die einwandfrei nachwies, daß es Keime waren, die den Gärungsprozeß auslösten. Damit war bewiesen, daß jene winzigen Lebewesen doch nicht so harmlos waren, im Gegenteil, sie konnten erhebliche Dinge bewirken. Nichts war naheliegender als die Annahme, daß auch für die Infektionen dasselbe galt.

Den endgültigen Beweis lieferte dann ein kleiner deutscher Landarzt, der Kreisphysicus in Wollheim war und sich seit Jahren mit den Bakterien beschäftigte. Robert Koch (1843–1910) schrieb 1878 einen Bericht: «Untersuchungen über die Ätiologie der Wundinfektionskrankheiten»; damit begann der endgültige Sieg über die Infektion, und der Durchbruch in der Chirurgie kam in kurzer Zeit.

Der englische Chirurg Joseph Lister (1817–1912) las die Arbeiten Pasteurs und zog daraus den Schluß, daß Luftkeime für die Wundinfektion verantwortlich waren. Er hatte gehört, daß Dr. Crooks auf den Rieselfeldern den Fäulnisgestank mit Karbolsäure anging, und schloß daraus, daß diese Säure auch gegen die Luftkeime wirksam sein müßte.

Lister reinigte vor der Operation die Haut und die Hände mit Karbolsäure und tränkte auch die Operationstücher damit. Außerdem versprühte er mit einem besonderen Apparat während der ganzen Operation Karbolsäure.

Obwohl uns diese Maßnahmen heute als völlig unzureichend erscheinen, hatte Lister verblüffende Erfolge damit.

Zu jener Zeit gab es kaum offene Frakturen in den Hospitälern, sie wurden immer sofort amputiert, weil man die Infektion nicht beherrschen konnte. Lister heilte erstmalig derartige Frakturen und konnte Heilungen ohne Eiterung erzielen.

Listers erster Bericht über die neue Wundbehandlung im Jahre 1867 war eine kleine Sensation, aber, wie immer bei Neuerungen, waren
auch sofort Gegner da. Der Hauptgegner war der Chirurg Simpson,

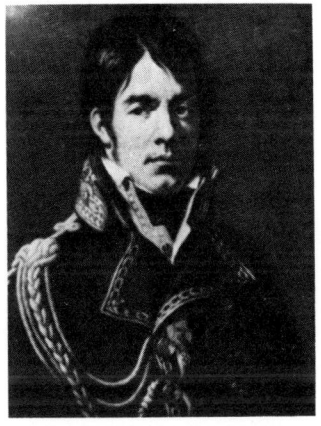

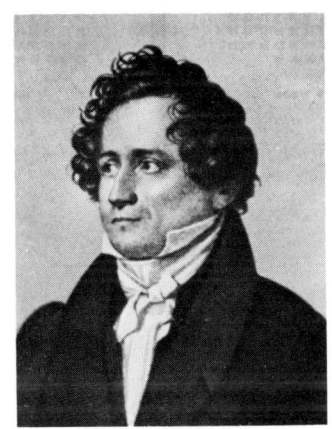

DOMINIQUE-JEAN LARREY
(1766–1842), Chirurg, Paris

JOHANN FRIEDRICH
DIEFFENBACH (1792–1847),
Chirurg, Berlin

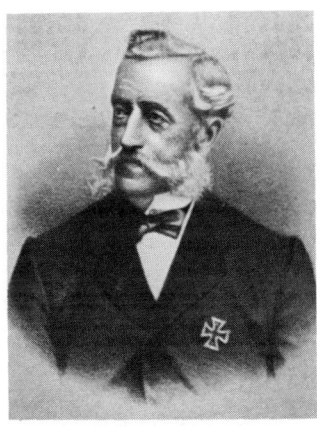

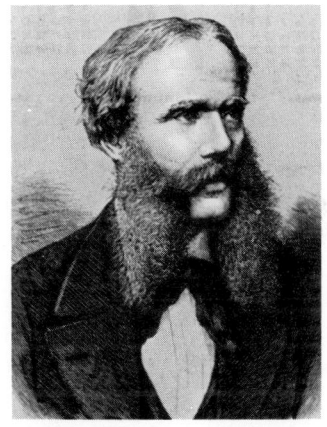

BERNHARD VON
LANGENBECK (1810–1887),
Chirurg, Berlin

RICHARD VON VOLKMANN
(1830–1889), Chirurg, Halle

der Entdecker des Chloroforms für die Narkose. Beide lieferten sich schwere Gefechte, obwohl nach und nach alle Chirurgen die Richtigkeit der Listerschen Methode anerkannten, man «listerte» überall.

Weil ja bekanntlich der Prophet im eigenen Land nicht viel gilt, setzte sich das Listersche Verfahren in anderen Ländern schneller durch, besonders in Deutschland.

Lister hatte damit die Antisepsis geschaffen, und die vorläufig richtige Form der Infektionsprophylaxe, die Asepsis, ließ nicht lange auf sich warten. Lister selbst hatte immer betont, daß sein Verfahren nichts Endgültiges sein könne, er regte sogar an, es zu verbessern.

Lister kam auf Einladung deutscher Chirurgen nach Deutschland und wurde mit Begeisterung empfangen. Hier empfing er die Ehrungen, die sein eigenes Land ihm erst viel später zuteil werden ließ.

In Deutschland arbeiteten zuerst Adolf von Bardeleben (1819–1895) in der Charité in Berlin, Karl Thiersch (1822–1895) in Erlangen und Richard von Volkmann (1830–1889) in Halle nach dem Listerschen Verfahren. Diese drei Chirurgen sorgten für die schnelle Verbreitung und halfen zum entscheidenden Durchbruch in allen Ländern.

Die weitere Entwicklung kam nun mit Riesenschritten. Ernst von Bergmann (1836–1907), einer der größten deutschen Chirurgen, stellte als erster die Forderung auf, daß man nicht die Keime im Operationssaal und in der Wunde bekämpfen sollte, sondern sie gar nicht erst hineinlassen dürfte. Er forderte die Keimfreiheit für alles, was im Operationssaal zu finden sei.

Das war der Anfang der Asepsis, die uns heute so selbstverständlich geworden ist.

Mit seinem Assistenten Schimmelbusch schuf er ein perfektes System der Keimfreiheit im Operationssaal, das im wesentlichen noch heute gültig ist. An der Handhabung des Bergmannschen Verfahrens hat sich im Prinzip nur sehr wenig geändert. 1892 veröffentlichte Schimmelbusch eine generelle Anleitung zur Asepsis, Bergmann schrieb das Vorwort.

Das Bild im Operationssaal änderte sich nun rapide. Verschwunden waren die alten Operationsröcke, meist alte Gehröcke, die so voller

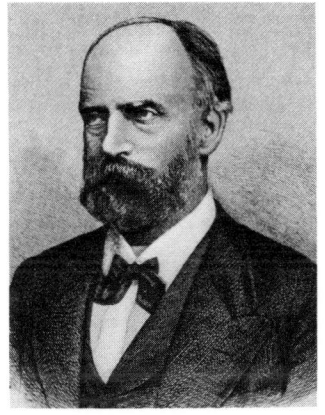

CARL THIERSCH
(1822–1895), Chirurg,
Leipzig

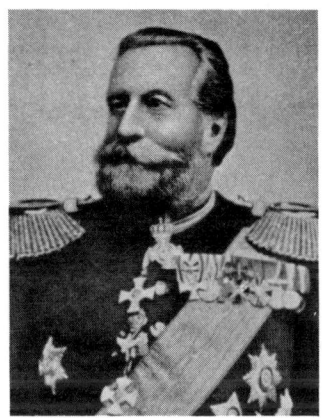

ERNST VON BERGMANN
(1836–1907), Chirurg,
Berlin

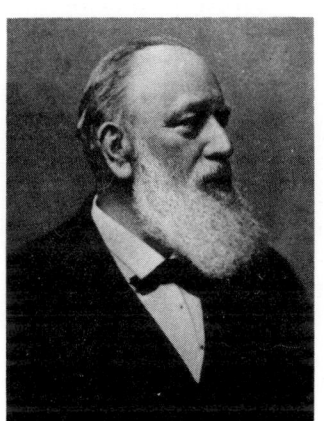

THEODOR BILLROTH
(1829–1894), Chirurg,
Zürich/Wien

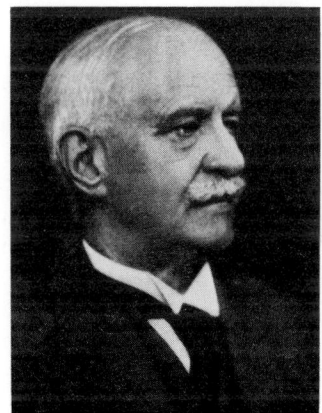

AUGUST BIER
(1861–1949), Chirurg,
Greifswald/Bonn/Berlin

Blut- und Eiterflecken waren, daß sie selber stehen konnten, worauf viele Chirurgen sogar stolz waren. Verschwunden waren die Nadeln, die in den Aufschlägen dieser Röcke steckten, verschwunden war auch der Gestank. Der Operationssaal wurde ästhetisch und war von peinlicher Sauberkeit.

Die Erfindung der Gummihandschuhe durch den amerikanischen Chirurgen William Stuart Halsted war der letzte Tupfer für die Asepsis.

Lister konnte am 4. August des Jahres 1890 auf Einladung von Bergmann in Berlin erstmalig eine Operation unter den neuen aseptischen Bedingungen erleben. Der alte Herr sah mit tiefer Ergriffenheit die Vollendung des von ihm beschrittenen Weges, den Triumph seiner Lebensarbeit.

Mit der neuen Asepsis verlor sich schnell das Tabu vor der Brust- und Bauchhöhle, die Chirurgie konnte sich jetzt an Dinge wagen, von denen sie seit Jahrhunderten nur zu träumen wagte.

Wie wir sehen werden, begann ein Sturmlauf der Chirurgie, sie war es, die der Medizin ein völlig neues Gesicht gab.

Wenden wir uns der Chirurgie der zweiten Hälfte des 19. Jahrhunderts zu.

Der Durchbruch der Chirurgie in der zweiten Hälfte des 19. Jahrhunderts

Die zweite Hälfte des 19. Jahrhunderts zeigte einen Aufbruch in allen wissenschaftlichen Bereichen, eine neue Zeit kündigte sich an, die Forschung schuf die Technik und die Technik die Maschinen. Die Gründerjahre brachten ein neues Denken, ein anderes und – wie man hoffte – besseres Zeitalter.

Rudolf Virchow (1821–1902) brachte 1858 sein großes Werk über die Cellularpathologie heraus, das die Medizin auf völlig neue Grundlagen stellte. Man begann die Krankheiten nach diesen neuen Erkenntnissen zu erforschen, zu definieren und gewann so schnell ein neues und besseres Verständnis für das gesamte Krankheitsgeschehen. Die Krankheiten verloren ihren mystischen Schleier, wurden berechenbarer, durchschaubarer. Man war jetzt in der Lage, bösartiges Gewebe vom gutartigen zu unterscheiden, eine wesentliche Voraussetzung für die neue operative Medizin. Die Zelle kommt nur aus der Zelle, so sagte Virchow, und damit waren die alten unsinnigen Vorstellungen über die Biologie endgültig außer Kraft gesetzt.

Charles Darwin (1809–1882) hatte einen ähnlich umwälzenden Durchbruch im Denken erzielt. Im Jahre 1858 erschien sein grundlegendes Werk «On the origin of species by means of natural selection»; Darwin sprach darin die Überzeugung aus, daß alle Tiere und Pflanzen von wenigen Urformen, vielleicht nur von einer einzigen, abstammen und daß die verschiedenen Modifikationen infolge eines bestimmten Prinzips vonstatten gingen, er nannte das «natürliche Auslese».

Die Darwinschen Erkenntnisse waren eine Sensation in der gesamten wissenschaftlichen Welt, aber für viele brach auch ein altüberkommenes Weltbild zusammen. Die Kirchen wehrten sich gegen das neue Denken, und auch Darwin selbst, der anfänglich Theologie studiert hatte, litt unter seinen eigenen Erkenntnissen. Er klagte einmal darüber, daß es ihn mit Schmerz erfülle, weil er die biblische Schöpfungsgeschichte ad absurdum führen mußte.

Sein Zeitgenosse, der Augustinerpater Gregor Mendel im Königskloster zu Brünn, füllte eine weitere Lücke des wissenschaftlichen Denkens mit seiner Vererbungslehre. Während Darwin noch glaubte, daß die Anlagen eines Nachkommen durch die Mischung des Blutes seiner Eltern bestimmt würden, bewies Mendel, daß sich die Gene nicht vermischen, sondern getrennt bleiben und dadurch eine praktisch unendliche Vielzahl von Variationen möglich machen. Er begründete damit die Erkenntnis der menschlichen Individualität, die Ungleichheit aller Lebewesen. Damit wurden alle Gleichheitsforderungen zur Absurdität.

Im Jahre 1865 schrieb der britische Naturforscher Sir Francis Galton (1822–1911) seinen Aufsatz «Hereditary Talent and Character» und begründete damit die Eugenik. Seine wissenschaftlich unanfechtbaren Arbeiten bewiesen die allein ausschlaggebende Rolle der Erbanlage und widerlegten die schon damals aufkommende und auch heute noch vielfach vertretene Milieutheorie. Eine bahnbrechende Erkenntnis, die leider bis in die heutige Zeit durch diese Wahrheit verdrängende Interpreten zu wenig gewürdigt wird. Galton ist übrigens der Begründer der Daktyloskopie, die seine seriöse und unbezweifelbare wissenschaftliche Exaktheit eindeutig zu belegen vermag. Eine Speerspitze gegen die gleichmacherische Milieutheorie.

Mendel und Galton haben gezeigt, daß mindestens eine der drei Forderungen der Französischen Revolution nicht erfüllbar ist, nämlich die Gleichheit. Die Natur verteilt die Gaben des Geistes und des Körpers nun einmal nach ihren Gesetzen.

Die sensationellen Arbeiten und Erkenntnisse von Robert Koch hatten eine neue Welle in der Wissenschaft ausgelöst, die Bakteriologie wurde sehr schnell ein gewichtiger Zweig der medizinischen Wissenschaft. Man hatte zwar nur wenige Mittel, um diese gefährlichen Winzlinge zu bekämpfen, aber man konnte sie nun definieren und differenzieren und so vorbeugende Maßnahmen ergreifen.

Alles das brachte einen Umbruch des Denkens und Wissens von unglaublichen Ausmaßen, die wir Heutigen wohl kaum noch richtig begreifen können.

Der Schmerz war aus dem Operationsraum verbannt, es ertönten keine Schreie mehr. Die Wundinfektion und der Hospitalbrand waren entlarvt, man kannte die Ursachen und konnte sie mit der neu aufgebauten Asepsis verhindern. Diese beiden Errungenschaften hatten der Chirurgie Türen aufgestoßen und eine phantastische Entwicklung eingeleitet. Offene Frakturen, die vor dieser neuen Ära so gut wie immer zur Amputation der betroffenen Gliedmaße geführt hatten und selbst dann noch mit der Angst vor der zweiten und dritten Infektion belastet waren, sie konnten nun geheilt werden.

Der Bauchraum und auch die Brusthöhle wurden jetzt für den Chirurgen endlich zugänglich, man konnte in ihnen operieren.

Als im Jahre 1811, also vor der Ära der Narkose und Asepsis, ein bekannter französischer Chirurg die Voraussage wagte, daß man eines Tages sicher auch im Bauch werde operieren können, da erntete er nur ein schallendes Gelächter. Nun war seine Zukunftsvision doch Wirklichkeit geworden.

Allerdings waren noch lange nicht alle Probleme gelöst, manche blieben sogar dem nächsten Jahrhundert vorbehalten. So konnte man den Operationsschock noch nicht beherrschen. Man verfügte noch nicht über die dazu erforderlichen Kenntnisse und Voraussetzungen. Sie mußten erst erarbeitet werden, dazu bedurfte es der Hilfe anderer medizinischer Disziplinen, der inneren Medizin und der Physiologie. Alles das konnte nicht so schnell bewältigt werden, man brauchte Zeit.

Aber man war eifrig dabei, das Fehlende zu erforschen; man verharrte nicht, fast jedes Jahr brachte etwas Neues, Schritt für Schritt gewann die Chirurgie an Boden.

Das Tabu der Bauchhöhle wurde als erstes durchbrochen.

In früherer Zeit hatten Chirurgen immer mal wieder versucht, im Bauchraum zu operieren, allerdings immer nur dann, wenn die Operation das wirklich letzte Mittel war, um dem kranken Menschen zu helfen. Aber bis auf die Magenoperation des Daniel Schwabe im Jahre 1635 gab es keine andere gesicherte Mitteilung, daß ein Patient eine derartige Operation auch überlebt hatte.

Soweit es uns bekannt ist, nahm der französische Chirurg Jules Péan (1839–1898) als erster in der neuen Ära der Narkose und Asepsis eine Magenoperation vor. Er machte eine Resektion des Magenausganges wegen einer bösartigen Geschwulst. Leider war der Tumor aber schon sehr weit fortgeschritten und der Patient bereits sehr geschwächt. Der Mann starb am fünften Tag nach diesem Eingriff, soll aber keine Anzeichen einer Bauchfellentzündung gehabt haben.

Zu jener Zeit war die Diagnose ja nur auf die Anamnese und den Verlauf angewiesen und jene Merkmale, die mit den Händen ertastet werden konnten. Man wußte also vor der Operation niemals, wie weit das Leiden schon fortgeschritten war.

Etwa zu der gleichen Zeit wagte der polnische Chirurg Ludwig Rydygier (1850–1920) den gleichen Eingriff, aber der Patient starb bereits zwölf Stunden später.

Die Anfänge waren also durchaus nicht ermutigend, die Rückschläge häuften sich, viele wurden mutlos.

Dann kam aber der große Durchbruch mit dem deutschen Chirurgen Theodor Billroth (1829–1894). Er machte über lange Zeit gründliche Studien und Tierversuche, ehe er sich an eine derartige Operation wagte. Er schuf mit seiner Forschung die wichtigen Voraussetzungen für die Operation am Magen, die noch in der heutigen Zeit voll gültig sind.

In der Zeit zwischen 1881 und 1885 nahm er eine Reihe von Magenresektionen vor, alle wegen bösartiger Geschwülste, und die Patienten überlebten, waren geheilt. Noch heutzutage werden diese Operationen mit seinem Namen benannt. Billroth schuf später noch andere Modifikationen der Magenresektion.

Nach dem Magen wandte man sich anderen Organen in der Bauchhöhle zu. Das Gallensteinleiden war zu jener Zeit ziemlich häufig, und es war naheliegend, sich mit diesem Organ zu beschäftigen. Der Berliner Chirurg Langenbuch nahm im Jahre 1882 die erste Entfernung einer menschlichen Gallenblase vor, mit Erfolg. Der glückliche Verlauf dieser Operation machte sie sehr bald zu einem Routineeingriff. Schrittweise begann die Chirurgie des Darmes. Die bösartigen Dickdarmtumoren waren auch zu jener Zeit nicht selten. Vor der neuen chirurgischen Ära waren alle davon Betroffenen zu einem qualvollen Ende verurteilt, Darmverschlüsse, Bauchfellentzündungen waren zumeist das schreckliche Finale.

Der Dickdarm bereitete wegen seines Keimreichtums aber größere Probleme, die Darmresektion war daher immer mit einem größeren

Infektionsrisiko belastet. Man hatte aber auch bald gute Erfolge und konnte alle Arten von Dickdarmgeschwülsten operieren. Auch die Amputation des Mastdarmes wurde bald möglich.

Die Bauchchirurgie wurde schnell zur Routine, alle Organe der Bauchhöhle wurden nach und nach operierbar, und mit zunehmender Erfahrung wurden die Eingriffe auch sicherer.

Im Ganzen gesehen war die Operationsmortalität natürlich höher, als sie es heute ist. Man konnte, wie bereits erwähnt, den Operationsschock noch nicht beherrschen, die intravenöse Infusionstherapie stand in den ersten zaghaften Anfängen. Das Kreislaufgeschehen war noch zu unerforscht. Man war auch noch nicht in der Lage, die Blutverluste nach großen Verletzungen oder bei Operationen zu ersetzen, die Blutgruppen waren noch unbekannt, und Blutübertragungen, die von einigen immer mal wieder gewagt wurden, endeten sehr oft tödlich.

Dazu kam, daß die Diagnosemöglichkeiten noch sehr gering waren, die Röntgenstrahlen wurden erst im Jahre 1895 von Conrad Röntgen (1845–1923) in Würzburg entdeckt. Die ersten wirklich brauchbaren Geräte für die Durchleuchtung kamen erst im neuen Jahrhundert auf den Markt.

Auch in der Knochen- und Extremitätenchirurgie kam der Fortschritt. Man begann stark verschobene oder nicht reponierbare Frakturen operativ zu behandeln. Die Erfolge waren nicht immer überzeugend, und nicht wenige Chirurgen rieten von operativen Maßnahmen ab, man sollte nur die wirklich nicht konservativ zu reponierenden Frakturen angehen. Für die damals schon geübte Verschraubung und Verplattung der langen Röhrenknochen fehlten die statischen Kenntnisse und vor allem das richtige Material. Die Tendenz zwischen konservativer und operativer Behandlung der Frakturen schwankte hin und her, je nach der Schule. Der Gipsverband blieb damals aber doch der Sieger und wurde erst in diesem Jahrhundert endgültig verbannt, aber bei ganz bestimmten Frakturen ist er auch heute noch nicht zu entbehren.

Größere Weichteildefekte konnten bald mit der sogenannten Reverdinplastik gedeckt werden, das ist eine Übertragung kleiner, in bestimmter Weise entnommener Hautstückchen, die auf die granulierende Wunde gesetzt werden. Diese Methode hatte der französische Chirurg Jacques Louis Reverdin (1842–1929) angegeben. Auch heute wird diese Methode noch angewandt.

Der Erlanger Chirurg Carl Thiersch (1822–1895) gab Mitte der 70er Jahre eine verbesserte Methode der Hautplastik an, die seinen Namen trägt und auch in der jetzigen Zeit noch geübt wird.

Eine weltweite Verbesserung für die Operationstechnik kam von August von Esmarch (1823–1908); es war die Technik der Blutleere, die das Operieren an den Extremitäten in Blutleere gestattet. Auch diese Methode wird heute noch angewandt, zum Beispiel bei jeder Meniskusoperation.

Theodor Kocher (1841–1917), ein bekannter Schweizer Chirurg, begann in den 90er Jahren damit, Kröpfe zu operieren, und eröffnete damit ein ganz neues Gebiet der Chirurgie. Leider wußte man damals noch kaum etwas von Hormonen und den Organen, die sie produzieren.

Kocher entfernte damals immer fast die ganze Schilddrüse und ahnte nicht die Folgen dieser Operation. Als er später erkennen mußte, daß er damit viele Menschen zu Kretins gemacht hatte, da zerbrach er darüber. Man wußte es zu jener Zeit aber nicht besser, doch lernte die Chirurgie schnell daraus. Heute kann sich das nicht wiederholen, diese Operationen sind jetzt ausgefeilt und perfekt.

Der italienische Chirurg Edoardo Porro (1842–1902) wagte im Jahre 1876 den ersten Kaiserschnitt bei einer Frau mit einem zu engen, gebärunfähigen Becken. Allerdings mußte er die ganze Gebärmutter mitentfernen, was heute nicht mehr notwendig ist. Die Frau überlebte. Wieder war ein großer Schritt getan.

Der bereits erwähnte Berliner Chirurg Carl Ludwig Schleich (1859–1922) erfand 1892 die noch heute übliche Lokalanästhesie; das war eine große Errungenschaft für die kleine Chirurgie. Leider fand diese Methode nur sehr zögernd Anerkennung, weil Schleich sich auf dem Chirurgenkongreß sehr aggressiv und maßlos verhielt. Er stieß mit seiner Äußerung, daß quasi jeder, der sich seiner neuen Methode nicht bediene und lieber die Narkose vorzog, «ein Fall für den Staatsanwalt wäre», alle Chirurgen vor den Kopf.

Letztlich setzte sich die Lokalanästhesie aber doch durch, zumal Braun im Jahre 1905 das Novokain erfand, das wesentlich weniger giftig war als das von Schleich verwendete Kokain.

Trotz allen Fortschrittes nahm man damals noch an, daß das menschliche Herz für alle Zeiten für die Chirurgie tabu sei. Man
164 glaubte, daß es bei jedem chirurgischen Eingriff sofort stehenblei-

ben würde. Woher diese Doktrin kam, ist heute nicht mehr zu klären, von den Tierversuchen konnte sie eigentlich nicht stammen. Jeder Student kannte die Versuche mit dem Froschherzen, wußte also, daß solch ein Herz nicht stehenblieb. Warum sollte sich das Herz des Menschen anders verhalten?

Es gab nicht wenige Chirurgen, die operative Maßnahmen am menschlichen Herzen als töricht bezeichneten.

Daran änderte sich auch nichts, als der englische Chirurg Callender im Jahre 1872 eine Nadel aus dem Herzen eines Menschen entfernen konnte und der Patient das auch überlebte.

Man hielt das wohl für eine Ausnahme, für einen Zufall.

Dann kam aber der Tag, wo diese Angst vor dem Herzen sich als grundlos herausstellte, ein Dogma zerfiel.

Der Frankfurter Chirurg Ludwig Rehn (1849–1930) bekam einen Mann in seine Klinik, der einen Messerstich ins Herz bekommen hatte und noch lebte. Die Untersuchungen zeigten, daß der Verletzte eine sogenannte Herztamponade hatte. Bei dieser Herztamponade kommt es zu einem Aufpumpen des Herzbeutels durch das aus dem verletzten Herzmuskel ausfließende Blut. Der Druck des Blutes im Herzbeutel bringt den Herzschlag dann allmählich zum Erliegen.

Rehn operierte den Mann am 7. September 1896. Er öffnete den Brustkorb, dann den prall mit Blut gefüllten Herzbeutel und entdeckte eine kleine Wunde im Herzmuskel, aus dem sich rhythmisch Blut entleerte. Er legte eine Naht durch die Wunde, und die Blutung stand. Entgegen allen Erwartungen schlug das Herz aber munter weiter. Der Mann überlebte diesen Eingriff. Rehn machte die erste Herznaht in der Geschichte der Chirurgie, sie war eine chirurgische Sensation ersten Ranges.

Eine neue Sparte der Chirurgie wurde damit eingeleitet, aber es sollte noch ein halbes Jahrhundert vergehen, bis man mit der gleichen Selbstverständlichkeit am Herzen operieren konnte wie an anderen Organen auch.

Robert Koch entdeckte 1882 den Erreger der Tuberkulose, die Bakteriologie gewann ein neues Gesicht. Die Chirurgie machte die ersten Versuche, an der Lunge zu operieren.

Am Ausgang des 19. Jahrhunderts hatte die Chirurgie feste Formen angenommen; vieles, was man früher für unmöglich gehalten hatte, 165 wurde jetzt zur Routine. Nicht wenige glaubten sich schon am Ende eines Weges, aber sie irrten sich alle, man stand erst am Anfang. Man machte kleine und kleinste Schritte vorwärts, die größeren Schritte bedurften noch einiger Voraussetzungen, die noch Jahrzehnte auf sich warten ließen. Aber es gab viele kleinere Entdeckungen, und jede ließ die Chirurgie einen kleinen Schritt nach vorne machen, einen kleinen Schritt in die chirurgische Zukunft.

Im Jahre 1872 gründete Bernhard von Langenbeck (1810–1887), Nachfolger Dieffenbachs an der Chirurgischen Universitätsklinik Berlin, einer der bedeutendsten Chirurgen der damaligen Zeit, in Berlin die «Deutsche Gesellschaft für Chirurgie». Bei seiner Eröffnungsrede betonte er, daß die deutsche Chirurgie bis dahin auf französischen Füßen gestanden habe, jetzt aber einen eigenen Weg gehen müsse.

Im Jahre 1901 hielt der Chirurg Ernst Küster auf der Chirurgen-Tagung in Berlin einen Vortrag und gab einen umfassenden Bericht über die Nierenchirurgie. Er vertrat dabei die Überzeugung, daß «die Hauptarbeit in der Chirurgie getan sei und für die Nachfolger nur noch eine kümmerliche Nachlese bleibe». Wie sehr hat er sich geirrt, das Ende ist auch heute, fast 100 Jahre später, noch in weiter Ferne. Es dauerte nicht lange, und die deutschen Chirurgenschulen gehörten zu den besten in der Welt. Aus dem Ausland kamen viele Ärzte hierher, um sich als Chirurgen auszubilden.

Es war die große Zeit der deutschen Chirurgie.

Aber wenden wir uns nun dem 20. Jahrhundert zu; es brachte unglaubliche Veränderungen, aber auch sehr viel Leid.

Gehen wir in diese Zeit hinein.

166

Die Chirurgie des 20. Jahrhunderts

Das 20. Jahrhundert begann mit einem wettlaufartigen Aufbruch aller Naturwissenschaften; es verging kaum ein Jahr, ohne daß nicht neue, raumgreifende Erkenntnisse gewonnen wurden. Viele einzelne Glieder begannen sich allmählich zu einer geschlossenen Kette zu formieren. Es entstanden zum Teil völlig neue Weltbilder, denken wir nur an die Theorien von Einstein, Bohr und Rutherford. Natürlich blieb auch die gesamte Medizin davon nicht unberührt, aber kein anderes Fachgebiet im Bereich der medizinischen Wissenschaften zeigte einen so ausgeprägten Panoramawandel wie die schnell aufsteigende Chirurgie. Sie wurde immer mehr eingebettet in andere Wissenschaftsbereiche, ja, sie war angewiesen auf das fortschreitende Wissen der Biochemie, der Immunbiologie, der Verbesserung der Instrumententechnik, die allmählich einen erheblichen Einfluß gewannen. Die Chirurgie hatte aufgehört, sich in manuellen oder partiellen Kleinigkeiten zu erschöpfen, sie zielte auf den ganzen Menschen mit allen seinen Lebensfunktionen. Eine weitere Entwicklung war so in die Abhängigkeit aller Randgebiete gekommen, Fortschritte waren nur noch gemeinsam möglich oder gar nicht.

Bei allen erreichbaren und erreichten Fortschritten mußte aber immer der Mensch im Mittelpunkt stehen, der Fortschritt durfte nicht zum Selbstzweck werden, das galt nicht nur für die Chirurgie, sondern auch für andere Wissensbereiche.

Die Worte des großen Chirurgen Theodor Billroth zeigten, daß man sich dieser Gefahr schon bewußt war, er sagte einmal zu seinem Lehrer Baum:

«Es gibt nichts, was mehr vor Überhebung unserer Leistungen schützt, als wenn man sich immer nur im Rahmen des Ganzen denkt.» Die Chirurgie sollte eben nur ein Teil des Ganzen sein und nicht etwa das Ganze selbst.

167

Ich möchte mich im Nachfolgenden nur auf die wichtigsten Änderungen und Erkenntnisse beschränken, auf jene, die für den Fortschritt der Chirurgie von ausschlaggebender Bedeutung waren.

Fangen wir bei der Bedeutung der Röntgenstrahlen an, die Conrad Röntgen im Jahre 1895 in Würzburg entdeckt und beschrieben hatte.

Diese Entdeckung begann schon bald nach der Jahrhundertwende ihre Früchte zu tragen. Die findige Industrie entwickelte sehr schnell Geräte und Methoden, die eine ganz entscheidende Verbesserung für die gesamte medizinische Diagnostik brachten. Auch die Chirurgie gewann ganz erheblich damit. Es war dem Chirurgen nun möglich, krankhafte Veränderungen in den Körperhöhlen zu sehen, bevor er operierte. Er konnte seine Diagnose sicherer machen und sich auf die Art und Schwere des Eingriffes viel besser vorbereiten. Damit wurde zugleich auch das Risiko für den Patienten kleiner.

Ganz besonders wichtig waren diese Strahlen aber für die gesamte Knochenchirurgie. Man konnte jetzt die Frakturen und Verrenkungen so genau erkennen, wie das vorher völlig ausgeschlossen war. Man war vor Fehldiagnosen und Überraschungen sicherer geworden. Alles das brachte eine Verbesserung der operativen und konservativen Behandlungsergebnisse.

Wenn man noch Gelegenheit hatte, mit den Chirurgen jener Zeit zu sprechen, die den Beginn der Röntgenära selbst erlebt haben, dann wird schnell klar, welches Ausmaß und welche Bedeutung die Verbesserung der Diagnostik durch diese Neuerung hatte. Mit dem Ausbau und der Erforschung der Röntgentechnik verbinden sich viele große Namen, von denen nicht wenige Gesundheit und Leben verloren, weil man die Wirkung zu großer Strahlenmengen erst sehr viel später erkannte. Erst dann konnte man sich mit entsprechenden Maßnahmen wie Bleischürzen und Bleiblenden ausreichend schützen. Viele Röntgenpioniere starben an Leukämie und Hautkrebsen, die durch diese Strahlen ausgelöst wurden. Ich habe als junger Assistent an der Erlanger Chirurgischen Klinik noch selbst ein solches Opfer erlebt.

Ein alter Herr kam häufig in die Klinik, um sich behandeln zu lassen. Er war bis in die 20er Jahre dieses Jahrhunderts hinein Pfleger dort und hatte vom Beginn des neuen Jahrhunderts an bis etwa 1922 alle Röntgenaufnahmen der Extremitäten gemacht. Er kannte sich

168

recht gut aus, und es war sehr interessant, ihm zuzuhören, wenn er die damaligen primitiven Geräte und die einfache Handhabung beschrieb. Die Aufnahmen wurden zu jener Zeit noch auf Glasplatten gemacht, sie lagen bei uns in großen Kisten auf dem Boden, und ich habe sie mir angeschaut.

Die Aufnahmen waren von wunderbarer Bildhaftigkeit und Genauigkeit der Darstellung, jede Platte war liebevoll beschriftet. Sie waren, was die Lesbarkeit anbetrifft, durchaus mit modernen Aufnahmen vergleichbar.

Da man zu jener Zeit noch keine Geräte für die Messung von Strahlenintensität hatte, prüfte dieser Pfleger sie auf recht einfache Weise. Bevor er die Aufnahme machte, hielt er einfach seine Hand zwischen die Strahlenquelle und den Bildschirm. War seine Hand gut zu sehen, dann machte er die Aufnahme. Das hatte er nun zwei Jahrzehnte lang fast täglich so gemacht, er war ja über etwaige Folgen völlig ahnungslos.

Das Ergebnis war leider sehr schmerzlich. Er hatte die meisten seiner Finger verloren, sie waren stückchenweise amputiert worden, weil immer wieder neue Hautkarzinome auftauchten. Ich habe ihm auch noch einige kleine Hautkrebse entfernen müssen. Auch er war ein Opfer der Röntgenstrahlen, und niemand weiß heute genau, wie groß ihre Zahl wirklich ist.

Noch etwas ist erwähnenswert.

Die Röntgenröhren hatten damals nur eine sehr kurze Lebensdauer, sie brannten schnell durch. Die Röhre war aber immer der teuerste Teil der Apparatur. Es war mein Lehrer, der Erlanger Chirurg Otto Goetze, der als technischer Laie Ende der zwanziger Jahre hier eine wesentliche Verbesserung erfand. Er war der Erfinder des sogenannten «Strichfokus», der die Lebensdauer der Röhre vervielfachte. Diese Erfindung trug nicht unwesentlich dazu bei, die Röhren zu verbilligen, sie ist auch heute noch in den modernen Röhren vorhanden.

Die Anatomie des menschlichen Körpers, die Schwester der Chirurgie, war am Anfang dieses Jahrhunderts schon recht weit entwickelt, der ganze Bereich des Makroskopischen war praktisch voll ausgeschöpft, viel Neues war nicht mehr zu erwarten. Die anatomische Forschung spielte sich im wesentlichen im Bereich des Mikroskopischen ab, und der brachte immer wieder etwas Neues und Wichtiges.

Es wurden viele neue Methoden für die Gewebefärbung geschaffen, die auch für die feingewebliche Untersuchung von großer Wichtigkeit waren. Alle diese Dinge waren auch für die Chirurgie von Bedeutung.

Das Jahr 1901 brachte für die Behandlung von schwer ausgebluteten Verletzten und auch für die Durchführung großer chirurgischer Eingriffe eine ganz entscheidende Neuigkeit. Landsteiner entdeckte in Wien die menschlichen Blutgruppen.

Blutübertragungen wurden bis dahin sehr selten gemacht, man nahm sie, wenn überhaupt, nur in wirklich lebensbedrohenden Situationen vor. Leider gab es sehr üble Zwischenfälle, auch solche mit tödlichem Ausgang.

Landsteiners Entdeckung ermöglichte jetzt endlich den Ersatz des Blutes bei schwer ausgebluteten Patienten und Operationen mit großen Blutverlusten, sie konnten jetzt gefahrloser durchgeführt werden.

Es dauerte natürlich eine gewisse Zeit, bis diese neuen Erkenntnisse labormäßig angewendet werden konnten, dann wirkten sie sich aber sehr segensreich aus. Landsteiner war es übrigens auch, der im Jahre 1940 den sogenannten «Rhesusfaktor» im menschlichen Blut entdeckte, auch dieser ist für die Transfusionstherapie von entscheidender Bedeutung. Man kennt heute etwa 40 verschiedene Blutfaktoren, die aber für die Blutübertragungen keine Bedeutung haben und nur für die Erbbiologie wichtig sind. Das Jahr 1904 brachte für die Chirurgie in der Brusthöhle einen entscheidenden Durchbruch.

Ferdinand Sauerbruch (1875–1951) war damals Assistent bei Johann von Mikulicz (1850–1905) in Breslau. Auf dessen Anregung hin begann er sich mit den Druckverhältnissen im Brustkorb zu beschäftigen. In den beiden Lungenhöhlen herrscht ständig ein Unterdruck von etwa 11 cm Wasser, eine wichtige Voraussetzung für die Atmung. Ohne diesen Unterdruck könnte sich die Lunge nicht bei der Atmung ausdehnen. Wenn man den Brustkorb eröffnet, dann sinkt die Lunge sofort auf einen kleinen Teil ihres normalen Volumens zusammen. Mit dem Zusammensinken der Lunge wird nicht nur die Atemfläche kleiner, sie hat auch einen sehr bedrohlichen Einfluß auf die Herztätigkeit. Das war der Grund, warum man bis dahin kaum im Brustkorb operieren konnte. Sauerbruch machte viele Experimente und Tierversuche und entwickelte ein Verfahren, mit dem man gefahrlos den Brustkorb eröffnen konnte, ohne daß die Lunge zusammenfiel. Er nannte das Druck differenzierungsverfahren.

Das Prinzip bestand darin, daß sich der Kopf des Patienten außerhalb einer hermetisch abgeschlossenen Operationskammer befand, er also normale Luft atmen konnte, während in der Kammer ein Unterdruck von 11 cm Wasser herrschte. In dieser Kammer lag der Körper des Patienten, und auch die Operateure befanden sich darin. So erreichte man, daß die Lunge in der Operationskammer infolge des Unterdruckes nicht kollabieren konnte.

Das war ein sehr umständliches und teures Verfahren. Sauerbruch konnte eine derartige Operationskammer mit großem Aufwand in Breslau bauen lassen. Mikulicz nahm darin die ersten Thoraxoperationen vor. Zu jener Zeit war das eine sensationelle Errungenschaft der Chirurgie, obwohl es ein unglaublich umständlicher Weg war, wie sich dann herausstellte. Den gleichen Effekt konnte man nämlich durch eine sehr einfache und lächerlich billige Maßnahme erreichen, nämlich indem man den Patienten durch ein Überdruckventil von 11 cm Wasser ausatmen läßt, die Kammer ist dann völlig überflüssig.

Es dauerte nicht lange, bis man diese bessere Möglichkeit erkannte, und auch heute macht man es noch so. Das ändert aber an den Verdiensten Sauerbruchs nichts, es war ein unnötiger Umweg, aber es war ein Weg, der das Operieren im Brustraum erstmals ermöglichte.

Sauerbruch war auch später der Begründer und der Motor der Thoraxchirurgie, er hat sich sehr große Verdienste erworben. Aus seiner Schule heraus entwickelte sich später dieser Zweig der Chirurgie in einer ungeahnten Weise. Heute ist das Operieren in der Brusthöhle eine Selbstverständlichkeit.

Um die Jahrhundertwende machte Emil von Behring (1854–1917) auf dem Gebiet der Immunologie bedeutende und bahnbrechende Entdeckungen. Er schuf das Serum gegen die damals noch sehr verbreitete und gefährliche Diphtherie. Dieses neue Serum rettete vielen Kindern das Leben.

Er war auch der Vater des Serums gegen den Wundstarrkrampf, eine zu jener Zeit fast immer tödlich verlaufende Erkrankung. Dieses Serum rettete im 1. Weltkrieg vielen Soldaten das Leben. Behring wurde für diese Arbeiten einige Jahre später mit dem Nobelpreis für Medizin ausgezeichnet.

Das war die Zeit bis zu Beginn des 1. Weltkrieges.

Die deutsche Chirurgie war in der Zeit bis zum Beginn des großen Krieges ein Mittelpunkt der medizinischen Welt, das galt aber auch für die anderen medizinischen Disziplinen. Deutschland war das Mekka der Medizin. Deutsche medizinische Lehrbücher waren Standardwerke in vielen Ländern der Erde. Im ersten Fünftel dieses Jahrhunderts wurden allein zwölf deutsche Forscher mit dem Nobelpreis für Chemie und Medizin ausgezeichnet.

Dann kam der 1. Weltkrieg über Europa, niemand hatte ihn gewollt, aber eine nicht aufzuhaltende Kettenreaktion stürzte die europäischen Völker in das Chaos. Das Ende dieses 5jährigen Ringens brachte für alle Teile den Anfang des Niedergangs auf diesem Kontinent.

Während der langen Zeit des Krieges hatte die Medizin kaum wesentliche neue Errungenschaften erwerben können, bei Kriegsende machte man da weiter, wo man bei Kriegsbeginn aufgehört hatte. Leider hatte die deutsche Medizin aber etwas von ihrer Weltgeltung eingebüßt, andere hatten infolge der Abgeschlossenheit der Kriegsjahre vieles aufgeholt. Die Nachwirkungen des langen Krieges brauchten einige Jahre, um abzuklingen.

Eine auch für die Chirurgie sehr wesentliche Entdeckung machten im Jahre 1921 zwei junge amerikanische Ärzte, nämlich der Chirurg Banting und der Medizinstudent Best fanden die Ursache für die Zuckerkrankheit, sie entdeckten das Insulin.

Vor dieser Entdeckung war das Los der Diabetiker grausam, viele starben im Koma, nicht wenige verloren infolge schwerer diabetischer Gangrän ein oder beide Beine. Die Zuckerkranken in der ganzen Welt sahen einen Lichtblick. Das Insulin wurde bald darauf in ausreichender Menge gewonnen, so daß die Kranken behandelt werden konnten. Man konnte jetzt die Zuckerkranken auch operieren, was vorher so gut wie unmöglich war, sie überlebten selbst kleine Eingriffe kaum.

So gewann man mit jeder neuen Erkenntnis an Boden.

Im Jahre 1929 machte ein junger Assistenzarzt einen als sehr töricht angesehenen Versuch, es war Werner Forßmann (1904–1982). Er führte sich über eine Armvene einen dünnen Gummikatheter bis in das Herz ein. Forßmann hatte sich vorgestellt, daß bestimmte Arzneimittel eine bessere Wirkung haben könnten, wenn sie direkt ins Herz eingegeben würden. Das war seine Vorstellung, und er veröffentlichte sie auch in knapper Form.

Forßmann hatte zu jener Zeit keine Ahnung, welche Auswirkungen dieser Versuch einmal haben könnte, das hat er mir anläßlich eines Gespräches auf dem Chirurgenkongreß selbst bestätigt. Man nahm diesen Selbstversuch kaum zur Kenntnis, bewunderte nur den Mut von Forßmann, denn man glaubte bis dahin, daß eine Sondierung des Herzens zum Herzstillstand führen müsse. Immerhin stand nun fest, daß das nicht der Fall war. Heute ist die Sondierung des Herzens eine unerläßliche Routinemaßnahme vor jeder Herzoperation.

Ende der zwanziger Jahre kam wiederum eine bahnbrechende Neuerung durch den Chirurgen August Bier in Berlin (1861–1949), das war die noch heute übliche Lumbalanästhesie. Bier hatte sich nach mehreren Versuchen selbst ein lokales Betäubungsmittel in den Rückenmarkskanal spritzen lassen, was allgemeine Bewunderung hervorrief.

Bei dieser Anästhesie war es möglich, die untere Körperhälfte völlig gefühllos zu machen, man konnte nun alten Menschen die Narkose ersparen und sie schmerzlos bei Bewußtsein operieren. Diese neue Methode fand sehr schnell eine große Ausbreitung, der Name Bier wurde weltbekannt.

Im Jahre 1928 wurde eine Entdeckung gemacht, die die gesamte Heilkunde zwölf Jahre später auf völlig neue Füße stellen sollte. Alexander Fleming (1881–1955), ein englischer Bakteriologe, entdeckte, daß der Schimmelpilz «Penicillium notatum» das Wachstum anderer Bakterien zu hemmen vermochte, und veröffentlichte seine Entdeckung. Damit war der erste Schritt auf dem Wege der Antibiotika gemacht, aber erst im Jahre 1940 kam in Amerika das erste Penicillin auf den Markt.

Fleming bekam 1945 für diese Entdeckung den Nobelpreis für Medizin.

Hier zeigte sich mal wieder, daß die Beobachtung und die richtige Deutung der sich daraus ergebenden Möglichkeiten oft neue Wege beschreiten lassen. Wie oft aber gehen andere an den Erkenntnissen

vorbei, nur weil sie nicht die möglichen Perspektiven erkennen.
Dazu eine kleine Geschichte.

Kurz nach dem 2. Weltkrieg erzählte mir der seinerzeitige Leiter der Bakteriologischen Untersuchungsanstalt der Universität Erlangen, Professor Lenze, folgende erstaunliche Begebenheit.

Im Unterrichtsraum des bakteriologischen Institutes, in dem die Medizinstudenten ihre bakteriologischen Versuche machten, vor allem das Anlegen von Bakterienkulturen, hing im Jahre 1898 über der Tür des Raumes ein sehr bemerkenswertes Schild; in großen Buchstaben war darauf zu lesen: *«Vorsicht vor Penicillium notatum – Kulturen gehen ein!»*

Also hat man schon in jener Zeit gewußt, daß dieser Pilz eine sichere antibiotische Wirkung hat. Warum nur, so muß man sich fragen, war niemand da, der einen entsprechenden Schluß daraus zu ziehen imstande war?

Man betrachtete diese Wirkung nur als eine Gefahr für die Kulturen, dachte aber nicht weiter. Der Mantel der Glücksgöttin war laut vorübergerauscht, aber niemand hatte ihn festgehalten, es fehlte einfach der zündende Gedanke.

Das Penicillin leitete die Ära der Antibiotika ein, die in der gesamten Medizin eine dramatische Umwälzung auslösten. Man konnte jetzt erstmals gezielt bestimmte Keime sinnvoll bekämpfen. Auch die Chirurgie war von diesem Umbruch betroffen, es wurden jetzt Dinge möglich, an die man sich vorher kaum heranwagen konnte. Der heutige Standard der Chirurgie hätte ohne Antibiotika überhaupt nicht erreicht werden können.

Im Jahre 1935 hatte der deutsche Pathologe und Bakteriologe Gerhard Domagh (1895–1964) das erste Sulfonamid gefunden, für die damalige Zeit eine ganz wesentliche Neuerung. Er begründete damit die Chemotherapie und bekam 1939 dafür den Nobelpreis für Medizin. Ältere Ärzte erinnern sich noch an die Bedeutung der Sulfonamide, wenn sie auch heute nicht mehr von so großer Wichtigkeit sind. Bestimmte Formen werden aber immer noch verwendet, und es ist nicht ausgeschlossen, daß sie noch einmal an Bedeutung gewinnen.

Die Knochenbruchbehandlung hatte durch die Einführung der Drahtextension durch Klapp während des Ersten Weltkrieges eine wesentliche Verbesserung erfahren. Der Zug wurde direkt an den

Knochen angesetzt und war damit wirkungsvoller und für die Weichteile ungefährlich. Dieses Verfahren wurde von dem Heidelberger Chirurgen Martin Kirschner (1879–1942) ganz wesentlich ausgebaut und technisch perfektioniert. Es blieb im wesentlichen bis heute unverändert.

Dann kam aber die operative Frakturbehandlung immer mehr zum Durchbruch.

Mitte der 30er Jahre wurden in Amerika und Schweden die ersten Schenkelhalsnagelungen vorgenommen. Diese Frakturen finden sich vor allem bei alten Menschen, sie heilen schlecht und erfordern, falls sie überhaupt richtig zusammenwachsen, eine sehr lange Ruhigstellung. Die alten Leute waren aber der langen Liegezeit auf dem Rücken selten gewachsen, sie starben an Komplikationen, die durch das Liegen ausgelöst wurden, vor allem an Lungenentzündungen. Die Nagelung änderte das ganz entscheidend, die Patienten konnten bald aufstehen, und die Fraktur heilte bei liegendem Nagel. Diese Technik setzte sich sehr schnell durch, blieb aber auf den Bruch des Schenkelhalses beschränkt.

Der deutsche Chirurg Gerhard Küntscher (1900–1972) leitete eine neue Ära der Knochenbruchbehandlung ein.

Er entwickelte an der Kieler Klinik unter seinem Lehrer A. W. Fischer (1892–1969) ein Verfahren zur Nagelung der langen Röhrenknochen in der Markhöhle, die sogenannte Marknagelung.

Als er sie mit ausgezeichneten Ergebnissen erstmalig auf dem Chirurgenkongreß 1939 in Berlin vortrug, da erntete er nicht gerade Beifall. Man warf ihm vor, daß sein Verfahren gefährlich und brutal sei. Selbst der Wiener «Frakturpapst» Böhler schloß sich dieser harten Kritik an.

Das hinderte aber nicht daran, daß sich diese Methode trotzdem sehr schnell durchsetzte, sie wurde eine anerkannte Methode und ist es auch bis heute geblieben. Von besonderer Gefährlichkeit, so erkannte man bald, konnte keine Rede sein.

Es ehrte Böhler, daß er trotz seiner anfänglichen harten Kritik diese Methode dann doch übernahm und wenige Jahre später ein Buch über die Marknagelung schrieb.

Nachdem die Urologie schon am Anfang dieses Jahrhunderts gute und brauchbare Instrumente für die Endoskopie entwickelt hatte, begann man auch derartige Geräte für den Magen zu schaffen. Die 175 ersten Geräte waren noch starr und für den Patienten nicht gerade angenehm. Das änderte sich aber schnell, und bald gab es auch für den Magen biegsame Instrumente. Aber erst nach dem Zweiten Weltkrieg nahm die Endoskopie einen großen Aufschwung; heute kann man in alle Körperhöhlen und Gelenke hineinschauen. Selbst die innere Medizin, ein an sich sehr konservatives Fach, hat sich dieser Methode bemächtigt. In der Chirurgie ist sie heute Allgemeingut.

Dann kam der 2. Weltkrieg.

Die großen Heere hatten durch die langen Kämpfe sehr viele Verwundete; man benötigte viele Chirurgen, mehr, als man hatte. Gegen Ende des Krieges wurden alle Ärzte, die irgend etwas mit Operationen zu tun hatten, Urologen, Frauenärzte usw., als Chirurgen eingezogen. Die Versorgung der Verwundeten war nicht immer optimal.

Unser Land war völlig vom Ausland und der internationalen Forschung isoliert, im eigenen Land verhinderte der totale Krieg jeden wirklichen Fortschritt im Bereich der Medizin. Wir fielen in unserem Wissensstand sehr weit zurück und hatten am Ende dieses langen Krieges den Anschluß verloren. Nach Kriegsende hatte nicht nur die Chirurgie, sondern auch alle Bereiche der Medizin im internationalen Vergleich den tiefsten Stand in diesem Jahrhundert erreicht. Es war ein sehr langsamer und mühsamer Weg, wieder den Anschluß an den Weltstandard zu finden. Die deutsche Chirurgie benötigte dazu etwa zwölf Jahre, dann hatte sie das internationale Niveau wieder erreicht.

Die ersten Boten aus der medizinischen Wissenschaft der Welt waren die Antibiotika, die zu uns kamen. Ich erinnere mich noch sehr genau, mit welchem Erstaunen wir die Wirkung dieses neuen Medikamentes beobachteten. Zu jener Zeit war allerdings die Wirkung noch eine andere, kleinste Dosen bewirkten eine Heilung infektiöser Krankheiten. Man sah in den Infektionskrankheiten überhaupt keine Probleme mehr. Dann kamen aber die ersten resistenten Bakterienstämme, man benötigte immer höhere Dosen. Wir mußten erkennen, daß wir schließlich doch hier auf der Erde leben und daß alles seine Grenzen hat. Es kamen neue Antibiotika, die wiederum großartige Wirkungen zeigten, aber nach einiger Zeit kamen dann auch immer die resistenten Bakterienstämme.

Trotzdem sind gerade diese Mittel ein Segen für die Menschheit, und sie würden es noch in viel größerem Maße sein, wenn sie nicht viel zu oft und zu unsinnig angewendet werden würden. Damit erreicht man leicht genau das Gegenteil, denn jedes Schwert wird einmal stumpf, wenn man es zu oft und zu unsinnig einsetzt. Niemand weiß heute, ob wir immer wieder neue Mittel finden, wenn die alten nicht mehr wirksam sind.

Etwa um das Jahr 1950 herum kam dann aus Amerika die moderne Narkose zu uns, sie ist heute nicht mehr wegzudenken.

Von den Anfängen der Narkose in der Mitte des 19. Jahrhunderts bis zur Mitte des 20. Jahrhunderts hatte sich an der Narkose nichts Wesentliches geändert. Man hatte inzwischen einige neue Varianten gefunden, auch die Narkosemasken hatten sich verschiedentlich geändert, im Prinzip war die gute alte Äthernarkose aber geblieben, wie sie war.

Zur Ehre des Äthers sei aber gesagt, daß sie keine schlechte Narkose war. Der Äther hat eine enorme Breite, und seine Schädlichkeit ist minimal. Ich habe selbst Hunderte derartiger Narkosen gemacht und Tausende erlebt, ohne daß ich mich an wirklich ernsthafte Zwischenfälle erinnern könnte. Für die relative Harmlosigkeit spricht auch die Tatsache, daß an den kleineren Häusern die Narkosen von Schwestern und Pflegern gemacht wurden, nur an den großen Krankenhäusern machten sie Ärzte, dann aber immer nur die jüngsten.

Der Facharzt für Anästhesie wurde in Amerika geboren und ist gerade erst 40 Jahre alt.

Die neue Narkose erforderte die Intubation, ein Gummischlauch mußte in die Luftröhre eingeführt werden. Die Narkose wurde mit Äther oder Lachgas gemacht, später mit Halothane, wozu man Narkoseapparate benötigte.

Die Intubation war keinesfalls neu, schon der deutsche Chirurg Trendelenburg hatte sie 1869 gemacht, allerdings unter anderen Gesichtspunkten. Danach war sie hin und wieder beschrieben worden. Neu war die Verwendung der Relaxantien in Form von Curare-Präparaten, die eine vollkommene Erschlaffung des Patienten bewirkten, ohne daß dieser so sehr tief narkotisiert werden mußte.

Diese Narkose war vor allem dann wichtig, wenn man im Brustraum operieren wollte.

An der Erlanger Chirurgischen Klinik wurde die neue Intubationsnarkose im Laufe des Jahres 1951 eingeführt, aber nicht für alle Operationen.

Da eine Intubation nur bei tief schlafenden Patienten vorgenommen werden kann und man gerade diese tiefe Narkose vermeiden wollte, mußte der Tubus zu jener Zeit noch in lokaler Anästhesie eingeführt werden, ein für den Patienten nicht gerade angenehmes Verfahren. Man war auch aus diesem Grunde sehr zurückhaltend damit. Die damals vorhandenen Geräte zum Intubieren waren auch noch nicht so perfekt, wie sie es heute sind. Relaxantien, die es möglich machen, in einer sehr oberflächlichen Narkose zu intubieren, gab es noch nicht, mit Ausnahme des Curare, das seine Wirkung über einen sehr langen Zeitraum beibehält.

Wir damaligen Erlanger Assistenten sahen anläßlich eines Besuches der Münchener Chirurgischen Klinik im Jahre 1951, daß dort die Intubation in Kurznarkose und Curare vorgenommen wurde. Das war sehr bestechend und für den Patienten wesentlich angenehmer, nur mußte der Tubus auf Anhieb richtig plaziert werden. Das gelingt aber durchaus nicht immer bei jedem Patienten, ein dicker und kurzer Hals kann da Schwierigkeiten machen, und dann konnte es Probleme geben.

Wir probierten das auch in Erlangen und gerieten gleich das erste Mal an einen Patienten, der sich ungewöhnlich schwer intubieren ließ. Es war eine dramatische Situation, und wir waren froh, daß der Patient am Leben blieb, bis die sehr lang anhaltende Curarewirkung abgebaut war. Gegenteilig wirkende Medikamente, die die Wirkung des Curare aufheben, gab es zu jener Zeit noch nicht.

Im Laufe des Jahres 1951 kam dann aber eine ganz entscheidende Verbesserung durch das neue Präparat «Succinyl». Es hatte eine curareähnliche Wirkung, die aber nur ganz kurz anhielt. Damit wurde das Intubationsproblem gelöst, und die neue Narkose setzte sich sehr schnell durch, zumal sehr bald auch andere Relaxantien kamen.

Heute werden so gut wie alle Patienten für jede Operation, die eine Vollnarkose notwendig macht, intubiert, es ist die sicherste und angenehmste Narkose geworden. Etwa im Jahre 1953 wurde dann auch in Deutschland der neue Facharzt für Anästhesie geschaffen.

Für den bayerischen Bereich war mein Chef, Prof. Otto Goetze,

Vorsitzender des Fachausschusses bei der Landesärztekammer. Da er als Rektor der Universität zu sehr belastet war, sandte er seinen damaligen Oberarzt, Prof. Kurt Denecke, zu der beschlußfassenden Sitzung nach München. Ich erinnere mich noch sehr gut daran, daß wir Assistenten anschließend mit Denecke darüber diskutierten, ob es wirklich richtig sei, einen so wesentlichen Teil der Operation wie die Narkose aus der Zuständigkeit des Chirurgen wegzugeben. Wir verfügten ja nicht über die Erfahrungen der Amerikaner. Es zeigte sich aber schnell, daß diese Entscheidung doch richtig und zweckmäßig war, und die neue Disziplin hatte einen großen Zulauf. Bald gab es überall eine ausreichende Anzahl von Anästhesisten.

Ein weiteres Gebiet der Chirurgie gewann in den 6oer Jahren ganz erheblich an Bedeutung, das war die Unfallheilkunde. Neue Methoden, neue Geräte und verbesserte Operationstechniken haben dieses Teilgebiet der Chirurgie schnell perfektioniert. Heute steht fest, daß die operative Knochenchirurgie die weitaus besten Ergebnisse bringt.

Mit der ersten Herztransplantation in Kapstadt Mitte der 6oer Jahre setzte eine neue Epoche der Chirurgie ein. Nierentransplantationen wurden schon länger gemacht, jetzt ging man daran, Herzen, Lebern und Lungen zu verpflanzen, und versuchte, das natürliche Geschehen der Abstoßung fremden Gewebes zu unterbinden.

Die Nierentransplantation hat heute ihren festen Platz und ist die einzige wirklich wirksame Behandlungsmöglichkeit bei bestimmten Formen von Nierenerkrankungen. Allerdings beinhaltet sie auch Schwierigkeiten und führt durchaus nicht immer zu einem Dauererfolg. Außerdem haben wissenschaftliche Nachuntersuchungen ergeben, daß Patienten mit einer neuen Niere erheblich häufiger an einem Karzinom erkranken als der Durchschnitt der Bevölkerung, angeblich bis zu einem Häufigkeitsfaktor von zwanzig, eine Folge der Behandlung mit immundepressiven Medikamenten.

Ob die so enthusiastisch begonnene Welle von Organtransplantationen für die weitere Zukunft eine große Bedeutung gewinnt, wissen wir heute noch nicht. Es ist keine operativ-technische Frage, sondern ein Problem der Biochemie. Die nächsten Jahre werden wohl zeigen, ob dieser Weg weiterhin begehbar ist.

Solange wir totes und gut verträgliches Material implantieren, gibt es kaum schwerwiegende Probleme, das zeigen die vielen eingesetz 179 ten Schrittmacher, die den Herzpatienten ein gutes und erträgliches Leben ermöglichen. Die Schwierigkeiten beginnen dort, wo wir lebendes Gewebe einsetzen, da streikt die Natur und versucht, das fremde Gewebe abzustoßen. Die Natur hat derartige Barrieren nun einmal gesetzt, und der menschliche Geist sucht diese natürlichen Schranken zu überwinden. Ob das auf die Dauer wirklich gelingt, ohne den Empfänger in einer gravierenden Weise zu schädigen, wie es zur Zeit durch massiv immundepressive Arzneimittel geschieht, das bleibt abzuwarten.

Die deutsche Chirurgie hat längst wieder den hohen Weltstandard erreicht und ist den weltberühmten «Fortschrittskliniken» im fernen Amerika durchaus ebenbürtig geworden. Niemand muß heute noch wegen irgendeiner speziellen Operation dorthin reisen, wenigstens nicht aus rein medizinischen Gründen. Die deutsche Chirurgie hat wieder an ihre alten Traditionen angeknüpft.

Bei allem Fortschritt und ständig zunehmenden wissenschaftlichen Erkenntnissen sollte man aber die Grenzen, die uns die Natur nun einmal gesetzt hat, nicht übersehen. Nicht alles, was technisch machbar ist, muß darum auch wirklich gemacht werden. Wenn man vor Jahren in Amerika Menschen wegen bösartiger Tumoren praktisch halbiert hat, also die ganze untere Körperregion vom Nabel abwärts entfernt hat und damit eine Art von «Korbmenschen» schuf, so zeigt gerade dieses Beispiel, daß chirurgische Technik in überheblicher und überperfektionierter Machbarkeit auch ein recht makaberes Gesicht bekommen kann.

Es gäbe noch viele andere Beispiele; das Einsetzen eines Pavianherzens bei einem Neugeborenen gehört auch dazu, die Lust am Experimentieren ist da wohl größer als der Wille zur ärztlichen Hilfe. Die Würde des menschlichen Lebens und Sterbens sollte derartige unschöne Auswüchse nicht gestatten. Das gilt für alle medizinischen Bereiche, auch für die Intensivpflege und die neue Gen-Technologie. Die Chirurgie muß ein Teil des humanen Ganzen sein und bleiben, nicht das Ganze selbst, nicht Selbstzweck mit bravouröser Technik, sondern sinnvolle Hilfe für den kranken Menschen.

Das Wort des großen französischen Chirurgen Ambroise Paré aus dem 16. Jahrhundert hat in seiner tiefen Bedeutung auch in der heutigen Zeit seinen Sinn behalten, als er sagte:

«Ich verband ihn – Gott heilte ihn!»

Schlußwort

Das ist in großen Zügen ein Bericht über die Entwicklung der Chirurgie, angefangen bei den Barbieren und Badern bis hin zu der heutigen wissenschaftlichen Chirurgie.

Der Anfang dieser Entwicklung wurde getragen von vielen großen Männern, die nicht studiert hatten, gegen ein weit verbreitetes Quacksalbertum ankämpfen mußten und die trotz aller Unzulänglichkeiten und Schwierigkeiten früherer Zeiten nur einen Willen hatten, den Willen, zu helfen.

Diesem Willen entspringt schließlich das gesamte Arzttum, der gerade in jener Zeit vielleicht stärker war – mit Sicherheit aber risikoreicher – als in heutigen Tagen. Die moderne wissenschaftliche akademische Chirurgie wurde von jenen Männern vorbereitet.

Wie bereits am Anfang betont, erhebt dieser Bericht keinesfalls den Anspruch auf Lückenlosigkeit oder Vollständigkeit, es ist keine Abhandlung der ganzen chirurgischen Geschichte. Auch die Reihenfolge ist nicht von unfehlbarer Genauigkeit, das sollte sie auch nicht sein.

Die lückenlose Geschichte der Chirurgie würde einen unvergleichlich größeren Umfang beanspruchen. Ich habe mich bewußt nur auf die Dinge beschränkt, die zum Verständnis der Geschichte der heutigen modernen Chirurgie notwendig sind.

Der Gedanke, durch Manipulation am menschlichen Körper diesem etwas Krankes zu nehmen, den Schmerz zu beseitigen, die Funktion wiederherzustellen, ihn gesund zu machen, ist ein uralter Menschheitstraum, der schon immer tief beeindruckt haben mag.

Aber welcher Mut gehörte in früherer Zeit dazu, diese Manipulation oder Operation vorzunehmen und vornehmen zu lassen!

Uns Heutigen ist eine Operation eine Selbstverständlichkeit, wir nehmen es hin und denken kaum an den schweren und langen Weg, der zu dieser Entwicklung geführt hat.

Vielleicht regt dieser Bericht dazu an, darüber einmal etwas nachzudenken.

Namenverzeichnis

184

Günter Wurm

Die Geschichte des Universums
Evolution und Genesis

Das Wunder der Geburt des Weltalls, mit rund 160 Abbildungen und Graphiken von Dieter Prumbaum, 360 Seiten, fest geb.

In diesem Buch wird der Versuch unternommen, eine universal angelegte Bestandsaufnahme zu erstellen, umfassende Einsichten zu vermitteln. Wer nur die Gegenwart verstehen möchte, wer in die Zukunft sehen will, muß die Vergangenheit kennen. Das gilt für die Menschheit insgesamt wie für jeden einzelnen. So liegt denn auch eine Reise voller Überraschungen und Aufhellungen vor uns, eine Reise durch Raum und Zeit, von der Geburt des Weltalls bis zur Gegenwart, bei der es wissenschaftliche Fakten ermöglichen, den Sinn und die tiefere Bedeutung der menschlichen Existenz zu begreifen, um so auch dem Anliegen der Religionen näher zu kommen.

Arzt-Journal, Düsseldorf

Zu beziehen durch jede einschlägige Buchhandlung oder direkt durch den Verlag.

Strom-Verlag, Zürich
Staffelhof 21, 8055 Zürich